JN079411

医療者のための質的研究

はじめの一歩!!

―数値で表しきれないデータを読み解く―

片岡竜太　渡邊洋子　編

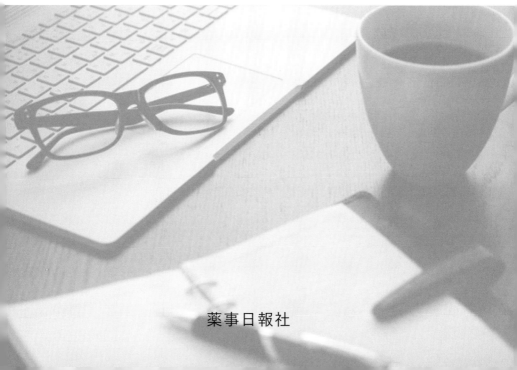

薬事日報社

目　次

| 序　章 | 医療人になぜ質的研究が必要なのか？ | 片岡竜太 | 1 |

第1章　質的研究を始めるにあたって　7

本章のポイント　8
1　量的研究と質的研究　渡邊洋子　9
（1）量的研究と質的研究—見えるもの・見えないもの　9
（2）質的研究の科学性—関心相関性と「秩序だって体系化された一連の手続き」　11

2　人間（患者）理解のための研究方法とは—実践報告から実践研究へ
渡邊洋子　16
（1）医療者にとって質的研究とは　16
（2）実践報告と実践研究　21

第2章　質的研究の研究デザイン　25

本章のポイント　26
1　質的アプローチの基本的考え方（主にM-GTAに注目して）
渡邊洋子　27
（1）質的アプローチのターゲットと特徴　27
（2）質的アプローチで用いられる定性的データとは　29
（3）質的研究法は何に向いている（いない）か　30

2　M-GTAの考え方とアプローチ方法　渡邊洋子　31
（1）M-GTAとは　31
（2）SCQRMの観点から見たM-GTAのプロセス　34

3　質的研究アプローチの段階と手順　渡邊洋子　38
（1）質的研究を始める前に　38
（2）M-GTAの各段階の研究手法　39
■第1段階：関心の探索的明確化→事例の選定・リサーチクェスチョンの明確化　39
■第2段階：関心相関的データ構築→データの収集法　41
■第3段階：関心相関的テクスト構築→データの加工法　43
■第4段階：関心相関的分析ワークシート作成→データの整理法　45
■第5段階：関心相関的理論構築→仮説・理論の生成、モデル化　51

■ **4 質的研究における研究倫理の問題** 榎田めぐみ ───── 53
 （1）研究対象・調査協力者への倫理的配慮　53
 （2）個人情報の保護　56

第3章 多様な研究事例と応用例 59

本章のポイント ───────────────────── 60

■ **1 観察記録に基づいた研究事例** 岸本桂子 ───── 61

■ **2 自由記述に基づいた研究事例** 岸本桂子 ───── 69

■ **3 ポートフォリオに基づいた研究事例** 榎田めぐみ ───── 76

■ **4 インタビューに基づいた研究事例①** 岸本桂子 ───── 86

■ **5 インタビューに基づいた研究事例②** 今福輪太郎 ───── 93

終　章 片岡竜太 ─────────────────── 105

コラム1 **質的研究方法の歴史的変遷** 34
コラム2 **質的研究の「質」をめぐる課題** 49
コラム3 **質的研究の思想史的系譜─さらに関心ある読者へ** 57

序章　医療人になぜ質的研究が必要なのか？

医療はEBMからNBMへ

　近年、人々の健康と医療への関心も高まり、医療人と患者の関係性も大きく変化しています。地域包括ケアの中で、住み慣れた地域で健康長寿を全うできるように在宅医療が推進され、患者本人のみではなく家族の意向をも汲みながら、その地域に適した医療が行われるようになってきました。同様の疾患であっても、患者・家族の価値観や経済的な状況などによって希望する治療法が大きく異なることがあるように、患者・家族を取り巻く状況の複雑性、患者・家族の不安感、価値観の相違などが医療実践に与える影響は明らかです。

　従来、医療は科学的知見と技術を駆使して対応するEBM（Evidenced based Medicine：根拠に基づく医療）が行われてきました。しかし近年の変化に伴い、現代の医療には疾患のみではなく、患者周囲の状況をも含めた「問題」を明確化することが求められています。それをNBM（Narrative based Medicine：疾患を取り巻く状況を聴き取り、物語化して理解を深める医療）といいます。つまり医療人には、「問題」に関わる患者・家族に共通理解や合意をもたらすようなファシリテーターとしての役割も期待されているのです[1]。

量的研究と質的研究

　研究の手法には2種類あり、「量的研究」と「質的研究」に分けられます。量的研究とは、数値や数式を用いて計量的に現象をとらえて説明する手法です。質的研究とは、文章や文字などの「質的データ」を用い、例えば認知行動療法にはどのような効果があり、どのような問題があるかなどを理解しようとする手法です。

　主観的現象を含む人間に関わる出来事は、ガリレオとデカルトにより確立された自然科学が対象とする客観的データのみでは説明することができません。したがって、人間を対象とする医療に関連して起きた出来事を理解するには、量的研究だけでは不十分だといえます。

　冒頭で述べたような現代医療を取り巻く多様な状況の中で、医療人がより良

1

き医療実践を目指すならば、専門性を基礎づける人間理解の手立てとして「質的研究」が強力な味方となります。例えば服薬アドヒアランスが低い患者が、薬に対してどのようなイメージを抱いているのか、そのイメージがどのようにして形成されたのか、そして家族はそのことをどのようにとらえているのかなど、患者・家族の内面を理解することが、より良い医療の実践につながる可能性があるのです。

質的研究の2つの目的

　質的研究の目的は2つあり、第一の目的は、前述のように患者を取り巻く状況を物語化することによって患者理解を深め、円滑で効果的なNBMの取り組みにつなげることです。

　第二の目的は、医療人が「省察的実践家」（後述）として医療プロフェッショナルのクオリティの向上を図ることです。

　医療の世界では、人的スタッフのクオリティの向上を図るため、「後輩医療人（学生、研修（新人）医療人、専門コース研修中の医療人など）」の養成に努めてきました。従来、学生は見学中心の実習を行っていましたが、現在ではクリニカルクラークシップの中で、後輩医療人と指導的立場の医療人が医療チームを形成して医療を実践しています。後輩医療人も医療チームの中でそれぞれ役割を持ち、医療を実践しながら学んでいきます。いわゆる「独り立ちした」と言われるまでには、医療現場での学びが極めて重要であり、医療人の「省察的実践家」としての役割が強く求められているのです。

医療人養成の三段階

　少し歴史的変遷に触れれば、医療人養成のあり方は次の三段階を経てきたと考えられます。現在の医療現場では、これら3つのモデルが場面に応じてそれぞれ多様な形で適用されながら、後輩医療人の養成が行われています。

　第一段階は、いわゆる師匠の背中を見て学ぶ「師弟関係に支えられた師弟修業的自己形成モデル」で、近代的な教育学の概念としての「自覚的・意図的・計画的な教育行為」は存在しません。

　第二段階は、疾患に対応するために診療ガイドラインなど、科学的根拠に基

づいた知識や医療技術を身につける「技術的合理性に基づく技術的熟達者（technical expert）養成モデル」で、EBMが求められます。この２つが従来の医療人養成の中心でした。

第三段階は、疾患のみではなく患者周囲の状況も含めた「問題」を明確化し対応できる「実践の中の省察に基づく省察的実践家（reflective practitioner）養成モデル」で[1]、NBMが必要になります。

近年加わった第三段階では、疾患を有する患者を取り巻く「問題状況」を把握し、患者・家族と共有したうえで改善目標を決め、それを達成するための方法を検討します[2]。この方法を最善のものにするため、「問題状況」を誰でも理解できるように物語化するNBMが必要となるのです。

医療人にとっての実践と省察─省察的実践家になるために

繰り返しになりますが、医療人養成において、養成のための理論は実践の中から紡ぎ出され、実践を通して検証されます（第一段階）。さらに実践は理論によって方向づけられ、理論を通してより良いものへと磨かれていきます（第二段階）。

第三段階にある最新の省察的実践家養成モデルに求められているのは、NBMに基づく「省察（reflection）」です。省察の対象は、医療現場で日常的に繰り返して行うことによって自然と身についた行為や、認知、判断である「暗黙知」であり、医療現場で起きるさまざまな状況です。

この場合の「省察」とは、通俗的な意味の「反省（reflection）」とは異なります。英語で表記すればどちらも同じreflectionですが、「反省」は自身の行為についての批判的な考察が中心になりがちであるのに対し、「省察」は実践者自身のみではなく、医療に関わった関係者を含めて医療の状況を物語化して理解を深める協働作業として行われます。「省察的実践家」になるために「省察」は必須です。

実践に基づく省察

医療現場では、しばしば予期せぬ出来事に遭遇します。その対処の際、何とかその場を切り抜けるために行う一連の振り返りを「実践の中の省察（reflection in action)」と呼びます。省察を行うことができる医療人、つまり「省察的実践家」として成長するためには、医療現場を切り抜ける「実践の中の省察」だけでは不十分で、事態が終了した後に省察を行い、自分なりに文章化してより良い実践への理論を導き出せるようにポートフォリオを作成することが必要です。これを「実践に基づく省察（reflection on action）」と呼びます。「実践に基づく省察」の対象は、「医療人と患者・家族の協働作業である医療の状況」です。この状況に対し多面的で丁寧な考察をすることで、事態に即した深い理解を得て医療人としての省察を確かなものにできるのです。

省察的実践家の成長の手だてとしての質的研究

　省察的実践家として成長するためには、医療現場で起きた状況の中で、自ら関心がある現象について問題意識を持ち、さまざまな角度から検証し、それを第三者にもわかるように言語化する必要があります。そのうえで、状況改善に向けて質的研究を行うのです[3]。

　医療人が医療の実践内容を充実させようと考える際に、「医療人（本人）以外の外部研究者が質的研究を行う」こともあります。しかし本書では医療人自身が研究者となり、プロフェッショナルとしての成長につなげるために「省察」し、さらなる改善に向けて新たな視点を見出す重要な方法の一つとしての「質的研究」を考えたいと思います。なぜなら医療の向上を図るとともに、その一環でもある医療人養成において社会的責任を負うのは医療人自身だからです。

本書について

　本書では、「量的研究だけでなく、これから質的研究にも取り組みたい」と考えている医療人の方々を対象に、その基本をわかりやすく解説します。さらに、実際の研究への入り口として、さまざまな医療実践や医療人養成に関する質的研究の事例を紹介します。それらの事例を通じて、より良い医療を目指した「実践に基づく省察」を行い、「省察的実践家」として自身を磨き、さらなる医療の向上につなげていただくことを目的としています。

　自分自身はもちろん、学生を含めた後輩医療人の成長につなげるために、そして医療実践の中で自分自身が「関心がある現象」について理解し、「状況」を

改善するために、ぜひ質的研究を始めてみてください。

参考文献
1) 山口恒夫：「『師弟関係モデル』から『省察的実践家の育成モデル』へ―医学教育の転換―」，医学教育38(3)，161-167(2007).
2) ドナルド・A・ショーン(柳沢昌一、三輪建二訳)：「省察的実践とは何か―プロフェッショナルの行為と思考―」，鳳書房(2007).
3) 高見　茂，他(監修)，石井英真，渡邊洋子(編著)：「教職教養講座第15巻　教育実習　教職実践演習　フィールドワーク」(柴原真知子：「第12章　教師のための質的研究方法論」)，協同出版(2018).

第1章

質的研究を
始めるにあたって

本章のポイント

- 量的研究と質的研究の科学性は、異なる方法で担保される。
- 量的研究は、同一の条件・手続きで同一結果が得られることによって科学性が証明される。
- 質的研究は、研究の全プロセスに研究者自身の問題関心に即した行動や選択肢を適用するという考え方 (関心相関性) に特徴づけられる。
- それ故に、質的研究では「秩序だって体系化された一連の手続き」に基づく研究プロセスが可視化されることで、科学性が証明されうる。
- 質的研究を特徴づけるのは、構造構成主義の考え方に基づく関心相関性である。
- 医療者にとっての質的研究は、日々の医療や医療者教育の中で見出した実践的な疑問や悩みの内実、要因等をふまえた「問い」(リサーチクェスチョン：research question) の解明への取り組みである。
- 「問題意識」とは、現象や事態に主体的に関わろうとする問題関心を言語化し、より普遍性・一般性を高めたものを指す。問題意識の中核にある特に解明したい課題を、研究的な疑問文として定式化したものが「問い」である。
- 研究のプロセスでは、関心相関性に基づいて構成され、対象者の内面の状態や変化、考え方や内的視点 (ものを捉える／判断するうえでの視点やフレームワーク等) が考察される。
- 研究成果には、問いの解明と合わせ、日々の医療活動の評価や改善に直接役立つ実践的示唆が求められる。
- 研究成果はまた、学会などで発表し、同じ問題関心をもつ医療関係者と共有することも推奨される。
- 実践報告とは、特定状況下の実践をめぐる客観的事実を記載・報告したものである。他方、実践研究では、明確な問いを基に研究課題が設定され、客観的事実は問いの解決に向けた考察や批判的検証の対象として記載報告される。

1 量的研究と質的研究

　一般に、アカデミックな研究には、量的研究と質的研究の2つのタイプがあります。

　大まかなイメージとしては、前者ではアンケート調査、後者では対面的ないし電話等の手段を用いたインタビュー調査を想起してもらえるとわかりやすいと思います。量的調査を基盤とする研究は量的研究、質的調査を基盤とする研究は質的研究といってもほぼ間違いありません。近年までは、調査研究というと量的なものを指す傾向が強かったのですが、最近は、趣旨と目的に合わせて「量的」と「質的」を使い分けるようになってきました。

　とはいえ、調査結果を実際にデータとして扱う際には、すべてが数値化され、データとしての整理や分析が容易な量的研究の方が、質的研究より科学的な信頼性・有効性が高いとみなす傾向はいまだに顕著です。質的研究は、データが数値化されない(むしろ、数値に置き換えられないものを対象に据えている)ことを特徴とします。このために、量的研究と比較すると、科学性・実証性があるとは考えにくい、サンプルの数が少ないため信頼性に疑念が生じるなどの理由により、敬遠されることが少なくないようです。

　本章ではまず、この2つの研究タイプについて取り上げます。各々の手法を用いることによって見えてくるものは何か、逆にその手法では見ることができないものは何かという両者の違いを検討してみましょう。

(1) 量的研究と質的研究──見えるもの・見えないもの

　量的研究とは、対象を何らかの方法により測ることによって入手した数量的データを基に、分析処理し読み解くことによって、一定の結論を得ようとするものです。

　量的研究は主に、数値や尺度など定量的データを収集・駆使して、客観的事実の実態や動向、性質や傾向性、諸要因との連関などを可視化し、さらに、それらを統計的手法で解析・考察して研究成果をまとめるといった研究場面で用いられます。

　量的研究を用いることにより、対象となる事象について数値化できる側面や

事実関係の解明、類似事象との比較検討、仮説の検証などが可能になります。のみならず、対象となる事象に関わって、全体の中での分布状況や経時的変化、他事象との相対的な位置関係などを把握するための手がかりを得ることもできます。

　この量的研究は、自然科学における基本的なアプローチであり、またマクロ・ミクロ経済学や計量社会学など、多くの社会科学領域でも広く採用されてきました。とはいえ、量的研究は、必ずしも、すべての研究対象に適用されうる万能な研究方法とはいえません。量的研究で「見えるもの」と量的研究では逆に「見えないもの」をまとめると、表1のようになります。

表1　量的研究で見えるもの・見えないもの

見えるもの	見えないもの
・数として数えられるもの ・何らかの測定値、ないし測定値を基に計算されたもの ・尺度	・個人差・個別差・個性 ・感情、主観 ・価値観 ・個人の内面の変化、成長、ゆらぎ

※参考　大谷尚：「質的研究の考え方―研究方法論からSCATによる分析まで―」，名古屋大学出版会（2019）.

　このように、量的研究は総じて「研究とは、研究者の主観的前提や、恣意性を排除したニュートラルな枠組みの下で行われるべきである」との考え方に立っています。そのため、限定された条件下における、変数間の因果関係の測定と分析に重点が置かれます。一般には、同じ条件の下で研究上の同じ手続きを踏むならば、どの研究者が行っても同じ結果が得られることが、科学性を裏付けるものと理解されています。

　この汎用性の観点からみると、質的研究は、研究者個人の特定の問題関心[*1]や主観、そこから派生する何らかの恣意性が、研究プロセスに反映されるがゆえに、研究の科学性が薄弱であるとみなされる傾向にあるのです。

　ですが、「同じ条件の下で研究上の同じ手続きを踏むならば、どの研究者が

[*1]　問題関心とは、その対象に対し、研究の内発的動機となるような一定の興味関心を抱いていることを指す（本章2の（1）の2）参照）。

行っても同じ結果が得られる」ことを唯一無二の前提とする尺度で、一律に判定・比較するべきではありません。質的研究の科学性は、量的研究とは異なる考え方や手続きをふまえることを通して、担保されるものだからです。

　質的研究の「質的」とは、個数、分量、強度、頻度など、数的データによる結果の提示、実験による検証、測定による数値化などができない対象へのアプローチを示唆します。すなわち、研究対象となる個人や複数の人の価値観や行動傾向について、①どんな要素や構造があるか、②一定期間にどんな変化や変容が見られるか、③異なる要素や側面がどのように相互関連しているか、④それは当事者にとってはどんな意味があるかなどを明らかにしようと試みます。例えば、研修医や新人医療者の患者観と患者理解、学生の実習前後での意識の変化、がん患者の人生観と生命観などに関わるテーマです。

　質的研究者は、これらの研修医や新人医療者、実習学生、患者などについて「臨床・臨地実習から、あるいは医療者との会話や自らの経験から何を学び、何を身につけたか」といった問いを設定し、それに答えるための示唆を得ようとします。すなわち、個人の社会経験のプロセスと意味に関わる問いです。

　ただし、そこでの社会経験の捉え方は、研究者の専門領域や社会観の違いによって異なるため、その意味の解釈にもずれが生じます。すなわち、質的な探究活動では、研究者の特定の問題関心が中核にあり、研究プロセスの諸側面はすべて、その問題関心と照らして決定されていくことが前提となります。これが量的研究との最も大きな違いであり、そのことが、研究方法論としての科学性に関して、議論や疑義が生じやすい部分なのです[*2]。

(2) 質的研究の科学性
──関心相関性と「秩序だって体系化された一連の手続き」

　質的研究と量的研究はその手法の違いから、まったく異質なものと見られがちです。それ以前に、研究とは、量的研究のみを指すという認識も、未だに広く普及しています。

[*2]　この議論に関する詳細については、N・K・デンジン、Y・S・リンカンの「質的研究ハンドブック」（第1巻「序章　質的研究の学問と実践」）を参照。

　科学研究とは従来、膨大な定量的データを用い、客観性と信頼性が広く認められる量的研究のみを指すものとみなされてきました。他方、少数の定性的データによる質的研究は、研究者の「問いの立て方」や研究スタイル、価値観や認識の在り方によって結果や解釈が異なるという意味で、非科学的なものとみる風潮が根強かったわけです。

　自然科学系分野の中には、質的研究の意義がほとんど評価されない領域もあるようです。これは、自然科学を専攻する多くの人たちにとって、比較的、顕著といえるでしょう。量的研究では、膨大なサンプル数や数的データの解析などにより、科学性を可視化しやすいのに対し、質的研究には、サンプル数が少ない、サンプルの選択に恣意性や偏りが生じやすい、分析方法が客観性に乏しいなどの指摘がなされます。このように質的研究は「主観的」で「科学性や信頼性を欠く」アプローチと捉えられる傾向にあり、また、そのような先入観を抱かれやすいのです。

　このように、自然科学系分野で質的研究が科学的ではないとみなされがちなのは、第一に、質的研究の主たる対象が、数値化になじみにくい人間の「内面」であるため、第二に、質的研究ではそれゆえに数字や数値尺度に還元され得ず、多くは叙述的（ナラティブ：narrative）な形態を取るような定性的データを用いるためです。定性的データとは、具体的には観察記録やアンケートの自由記述、ポートフォリオの記載内容、インタビューメモや音声データなどを指します。

　例えば、私たちは身の回りで「健康に悪いとわかっているのになかなか禁煙できない」、「医者から何度注意されても、生活態度がなかなか改善されない」など、「理屈では割り切れない」ことをよく経験します。科学性や論理性を軸に考えれば、問題解決のために態度や生活を変容させることは、至極当然の行為といえます。ですが、人間生活の中では、健康維持や回復（問題解決）のために「行動を変えるべき」との認識が、「実際に行動を変えること」に必ずしもストレートに結びつかない現状があります。ではなぜ、そんな不合理が生まれるのでしょうか？　このような現象や事態に主体的に関わろうとする問題関心を言葉にしたものが「問題意識」です。

　多くの場合、「行動を変えるべき」との認識の有無や度合いとは別に、その

人（患者）なりの理由や背景が「行動を変える」ことを妨げており、それらを度外視したままで「自覚」を促し続けても、不合理な状況から抜け出すのはかなり困難と思われます。

　では、どうしたらその人の行動を望ましい方向に変えることができるでしょうか。このように、問題意識の中核にある特に解明したい課題を研究的文脈に即した疑問文として定式化したものを「問い」（リサーチクェスチョン）と呼びます。

　質的研究者は、これらの例に示されるような「人間」の内面の複雑性やナイーブな側面を、いかに的確かつ構造的に把握できるかという探究的な課題に取り組んできました。また、それと同時に、そのような複雑さや非合理性をもった人の内面の構図やメカニズム、諸要因などをいかにしたら正確かつ精緻に言語化・可視化して「科学」や「論理」の土俵に乗せられるかという、もう一つの実践的な課題も模索してきました。

　ここで重要なのは、科学性が「担保されない（されにくい）」ことと、科学性が「存在しない」ことは異なるということです。質的研究では、研究で必要な手続きや技法などの全プロセスにおいて、研究者自身の問題関心に即した行動や選択肢を適用していくアプローチを採ります。これを「関心相関性」と呼びます。すなわち、質的研究は、研究者が自らの問題関心と照らしてふさわしいと思われる研究の手続き・技法・対象などを選択したところに成立します。言い換えれば、量的研究で自明視される研究上の普遍的な客観性を否定したところから、質的研究は始まっているのです。

　他方、質的研究ではその科学性を証明するために、「秩序だって体系化された一連の手続き」に基づく研究プロセスを、目に見えるような形で記述することを重視します。従来、質的研究者は、この科学性を担保するために試行錯誤を重ねてきましたが、近年、構造構成主義という考え方が提起されたことで、質的研究の科学性が、以前よりずっと明解に共有されるようになったことは特筆すべきといえます。

　構造構成主義とは「人間のための科学」の構築に向けた、①学問領域間・研究者間の「信念対立を解消するための思考法」であり、②「人間科学全領域に妥当する科学性」を目指し、③人間科学が包摂する多様な領域を駆使するために

必要とされ、④あらゆる領域に転用（継承）できる「汎用性」を求められるものです。構造構成主義では、特に相反する営みと捉えられがちな哲学と科学を効果的に融合するため、科学的営みに直結する哲学的原理の構築を目指すものとみなされています[*3]。

　この構造構成主義では、何よりも「現象」が重視されます。ここでいう「現象」とは、「経験を通して各人に立ち現れたすべての何か」、すなわち、人々が現に感じている感覚の内容を指します。また、構造構成主義では、従来よく行われてきたように、個人の外側で人為的に作られた「構造」（学説・理論・法則・規則など）を自明視し、その枠組みの範疇で「現象」を捉えるのではなく、各人の感覚内容を指す「現象」を、それが生じた状況と合わせて的確に捉え、描写する作業を通して構造化（理論化につながる整理・考察）することを重視しています。

　この構造化に至る手だてや取り組みの軌跡や諸条件を、できる限り丁寧かつ精緻にたどって正確に示す（可視化する）ことによって、データの一般化・汎用化に向けて有効な示唆を抽出することが可能になります。そして、それらを公表することによって、学界や他の研究者・実践者がそのデータを共有・活用する道も拓かれます。すなわち、その「現象」のデータをめぐる環境や諸条件を制御し、類似した環境・条件下で再現することにより、さらに異なる環境・条件下でのありようを予測する余地（「制御可能性」、「再現可能性」、「予測可能性」）が生み出されるのです。

　以上のような構造構成主義の立場から、質的研究の科学性をより「見える化」し、科学的な説得力を持たせようとするためのキーワードが関心相関性だといえるでしょう。

　関心相関性とは、物事の存在や意味、価値などには純粋に客観的・中立的なものはないという構造構成主義の立場から、研究を構成する認識論や理論、技法、フィールド、対象者、解釈枠組みなどのすべてのツールに研究者自身の問題関心を照らして、ふさわしいと思われる行動や選択肢を適用していくという

[*3]　このような構造構成主義の基本的な考え方については、構造構成主義研究会HP（西條剛央：イントロダクション）を参照（https://sites.google.com/site/structuralconstructivism/home/saijo（2021年4月9日最終参照））。

考え方です。

　そこで、構造化に至る手だてや取り組みの軌跡・諸条件を可視化し、質的研究の科学性を確固たるものとして裏付ける手だてが、「秩序だって体系化された一連の手続き」です。言い換えれば、質的研究では、科学性の担保という目的に向けて、試行錯誤の中で構築されてきた一連の手続きを、一つずつ、丁寧にふまえながら地道に積み重ねていくことによって、研究の科学性が保証されていくのです。

　この意味で、質的研究に取り組むにあたっては、研究対象となる患者や医学生から一対一で話を聴き取る場面での傾聴力や包容力、忍耐力、思考の柔軟性などが、研究上重要な資質として求められます。もちろん、その後にインタビューを記録化した文字データと向かい合う際にも、同じような傾注や周到さ、柔軟さなどが求められます。合わせて、「秩序だって体系化された一連の手続き」を確かなものとする次のような態度や取り組み姿勢が、構造構成主義に立った質的研究の科学性を支えるのです。

① 量的研究で自明視される「構造」へのこだわりからいったん自由になり、あくまでも「現象」がどんなものであったのかに対して、予断をもたずに「目を凝らし」、「耳を澄ます」ことのできる柔軟かつ誠実な態度。

② 自らの問題意識を丁寧に言語化し、関心相関性という観点から、その問題意識との関わりを軸に研究のプロセスを入念に組み立てていこうとする計画・立案の取り組み。

③ 実際に取り組んだ研究の一連の段階や状況（うまくいかなかった場合の経緯や状況も含む）を丁寧に記録し、整理して定性的データ（質的データ）として取りまとめ、関心相関性と照らしながら分析・考察していこうとする作業への取り組み。

　「質的研究を始める」とは、適切と判断される質的研究の方法を、自らの研究に採用することに留まるものではありません。むしろ自身の研究への態度や取り組み姿勢を、質的研究のそれに合わせて再確認し、必要に応じて軌道修正することでもあるのです。

2 人間（患者）理解のための研究方法とは ——実践報告から実践研究へ

（1）医療者にとって質的研究とは

1）質的研究の前提作業となる作業

　医療者がこのような問題意識にともなって進める質的研究の入り口となる前提作業の道筋を見ていきましょう。

　医療者の目の前に立ちはだかる研究テーマ、すなわち、人（患者をはじめとする医療者を取り巻く人々）に関わる問題状況と、その背後や根底にある本質的な課題を明らかにするためには、次のようなプロセスを通して研究計画に向けた準備を行っていきます。

① 　自分の問題関心ないし問題意識を簡単な言葉にまとめ、研究テーマの仮題を決める。

② 　問題や課題があると感じ、研究対象としたい事象について、まずは、目に見える（観察できる）ことがらを言語化し、それに関わる自らの感想や思いを書き出す。

③ 　②の文章を問題意識（主観的叙述を含む）と事実関係（客観的叙述）に分けて整理する。

④ 　③で整理した問題意識をもとに、「問い」（リサーチクェスチョン）を立ててみる。

⑤ 　④の観点から、研究対象としたい事象に関し、これまでの自らの経験や他者（関係者）の言動・行動を通して現時点でわかっていることや達成されていることを書き出してみる。また、まだわかっていないこと、より掘り下げて知りたいことが何かを確認、検討したうえで、必要に応じて「問い」の文言をブラッシュアップする。

⑥ 　「問い」と合わせて、仮題としていた研究テーマを再検討し、本テーマを決定する。

⑦ 　本テーマの下に、これまで書き出してきた内容をふまえ、研究計画を組み立ててみる。

⑧ 　研究計画にもとづき、研究に取り組む（詳細については第2章以降を参照）。

⑨ 研究成果の一部ないし全部を、日々の実践の改善や向上の手がかりとして
　活用する。

　すなわち、医療者にとって研究とは、自らが置かれた医療現場の文脈で生み
出された問題意識や問いから出発し、自らの問題関心にふさわしい認識論や理
論、技法、フィールド、対象者、解釈枠組みなどを適用しながら研究計画を立
て、対象となる人々や関わりのある人々の行動や内面、相互的な関係性やダイ
ナミズムなどをより深く、より構造的に理解する営みです。さらにその一連の
プロセスを通して得られた知見や示唆を、実践の改善・向上、新たな取り組み
の可能性につなげようとする研究的・実践的取り組みを指すといえるでしょう。

　では、以上みてきたような作業から始まる質的研究は、どのような考え方に
立つのでしょうか？　医療者や医療系学生の文脈から考えてみたいと思います。

2) 基本的な考え方

　私たちは日常、「人の気持ちがわからない」と感じることが少なくありませ
ん。臨床現場では「この患者さんの気持ちが理解できない」、あるいは「あの学
生は何を考えているのかわからない」というように、自分以外の人が何を考え
ているのか、それぞれの場面でどう感じているのかを、正確につかみ取ること
はほぼ不可能です。それでも多くの場合、私たちはその人の行動を詳細に観察
し、その言動を丁寧に考察することなどにより、少しでも、その人の内面を理
解しようとします。質的研究とは、その日々の努力の延長線上にあるものと
いっても過言ではないでしょう。

　このように医療者が、自分の置かれた状況の中で、患者やその家族、他の医
療者や学生などの内面の状態、思考や感情の諸側面、そこに生じた変容の様子
などをより良く理解するために、意図的・計画的・系統的な手続きにおいて取
り組むものが質的研究です。このことを少し丁寧に整理してみましょう。

① 臨床現場で医療者や学生、患者やその家族、およびそこに生ずる事象に注
　目し、その実態や実際、具体的な意味や意義、得られる示唆などについて、
　「秩序だって体系化された一連の手続き」を通して明らかにする。

② とりわけ、外的に示される行動や言動、反応だけでは見定めきれない人の
　内面について、量的データや数値によるのではなく、主に対面的手法によっ

て得た質的（口述的）データの整理・吟味を通して検討する。

③　そこでの問題点や課題の解明から、より効果的な医療的取り組みや教育実践に向けて、理論的根拠や実証的な手がかりを得ることを目的とする。

④　以上のプロセスにおいて研究者は、研究を構成する認識論や理論、技法、フィールド、対象者、解釈枠組みなどのすべてに、自らの問題関心にふさわしいと思われる行動や選択肢を適用する（関心相関性）。

　すなわち、医療者における質的研究とは、日々の医療活動や医療者教育における実践的な疑問、ないし悩みの内実・要因等をふまえた問いに、その関心相関性に基づく「秩序だって体系化された一連の手続き」を用いてアプローチし、問いの解決やそれをふまえた事態の改善を目指すものといえます。

　では、社会・人文科学の研究者が取り組む質的研究と比べた場合の特徴とは何でしょうか？

　第一は、研究動機が実践的であるという点です。医療者の場合、日々の業務における問題関心や素朴な疑問などから出発することが多いといえます。ゆえに通常、主たる対象は、医療現場や医療者の教育・研修等の具体的場面における患者やその家族、他の医療者や学生などとなります。

　第二は、研究背景が実践の場である点です。医療者の場合、臨床現場で向き合う人びとの考え方や感情の動き、特定の取り組みや働きかけへの反応や効果、個人差や多様性などについて、より理解を深めたり、より多面的な認識を得たりすることがあらゆる場面で求められています。このような実践的な足場に立った問題関心や問いに沿う方向で（関心相関性）、研究計画全体が組み立てられ、そのプロセスの中で、研究対象の内面の状態や変化、考え方や価値観のありようなどに光が当てられていくのです。

　第三は、研究の成果を、実践の場に還元することが目指される点です。医療者の質的研究の成果は、医療現場の業務・活動の見直しや改善、特定の（教育的）取り組みや働きかけの評価・改良などの実践的目的をともなうものです。学術的な機会や場での発表も重要ですが、それは実践と理論を分かつものではなく、あくまでも共通の実践的関心を抱いた学術的・実践的研究者との経験共有・議論の場、さらには共同実践研究の場といえるものでしょう。

　以上のように、医療者における質的研究から得られた実践的示唆は、日々の

医療活動の評価や改善に直接的あるいは間接的に役立つことが期待されます。研究に取り組む者の問題関心や問題意識に基づき、一定の秩序だった段取りや手続きをふまえ、研究プロセスを「見える化」することで、その科学性が担保されるのです。さらに、その成果を学会などで発表し、同じ問題関心をもつ医療関係者と知見を共有することは、実践的にも学術的にも少なからぬ貢献となることでしょう。

3) 研究対象と「実践のための研究」

　これまで述べてきたように、質的研究では病因や患部、それらに直接関わる医学的・生理学的現象自体ではなく、むしろ患者や家族、医学生、研修医、他の医療者など、そこに介在する人々の人間的側面や諸要素、つまり一人ひとりの意識や言葉、行動、相互の関係性などとそれらの間に働く影響力やメカニズム、諸要因やその影響力などが対象となります。したがって研究対象者をできる限りたくさん集めて全体の特徴や傾向性を捉えるより、一定の基準や根拠によって選択した一定数の対象についての実態や内実を、主にナラティブ（口述表現＝「語り」）を手がかりに詳細かつ構造的に探究していきます。

　すなわち、一定数の対象の言葉や発言内容、実際の行動や非言語的コミュニケーションなどを記録化・データ化します。一定程度のそれらの蓄積が見られたら、その記録やデータを整理し、分析・考察することで、対象の人々の内面の状態、思考や感情の諸側面、そこで生じた変容の様子などを的確により深く理解することにつながるのです。

　学会発表等を主目的とする「研究のための研究」もありますが、医療者が研究するということは、現状の改善や改革、新たな実践的取り組みへの示唆を得ることを主目的とする「実践のための研究」としての貢献が大いに期待されます。もちろん、学会発表等には、この実践的目的をより効果的に達成するためのステップの一つとして重要な意味があり、例えば、学会発表後の質疑や議論から研究の発展性へのヒントを得られる、学会発表の質問者や関心を共有する他の医療者との情報交換・研究ネットワークができる、それを契機に、機関や領域をまたいだ共同研究チームが立ち上がるなどの学術的貢献が考えられます。

4) 研究の問題意識とは

　これまで見てきたように、本書でいう研究とは「物事の実態や原理、その本質や特徴を明らかにするための、秩序だって体系化された一連の手続き」を指します。この研究に至る内発的な動機[*4]としては、問題関心と問題意識が挙げられます。

　前述したように、問題関心とは、その対象に対し、研究の内発的動機となるような一定の興味関心を抱いていることを指します。自らの興味関心がどのようなものか、なぜそこに興味関心を抱くのかが自分の中で明らかになれば、研究に向けた動機へと発展しやすくなります。

　他方、問題意識とは、私たちが何かを研究しようとする場合、研究しようと考えるに至った動機や契機、あるいは、その研究が自らにとっても、学問的・社会的にとっても必要かつ重要とみなされる理由などについて、自身の考えを言語化した（言葉で表した）ものを指します。すなわち、問題関心を「言語化」してより普遍性・一般性を高めたものが、問題意識です。

　医療者における問題意識の多くは、日々の医療実践の中で培われるものです。医療者は、日々の医療現場の中で、患者やその家族、上司や同僚、新人や研修段階の後輩、異業種／多職種の仕事仲間、それ以外の人々などとさまざまな形で出会い、何らかの関わりをもつプロセスを経験しています。悲喜こもごもの中で、さまざまな気づきや学びが生まれる一方、何となくすっきりしない思いが残ることも少なくないでしょう。

　例えば、素朴な疑問、言葉にならない違和感、切なさや悔しさ、納得いかない思いや怒り、「当たり前」として存在・実践しているものを改めて見直して抜本的に変える必要性などがここに含まれます。

　もちろん、これらの中には、感情のコントロール、関係性の修復、自覚不足や知識・技能の未熟さを乗り越える努力、組織への働きかけなどを通して、直接に解消・緩和できる場合もあるでしょう。他方で、そのような対応や一種の対処療法では容易に解決できない問題、さらには、より本腰を入れて取り組むべき課題も実際には存在します。私たちは経験的に、目の前の現象や事態の中

[*4]　何らかの経緯やきっかけで、自身の内面に沸き起こった興味・関心などに基づく動機のこと。

に、そのような問題や課題が含まれていることに気づいていたりしますが、通常は敢えてそこに踏み込んで考える余裕のないまま、業務に明け暮れていることが少なくありません。

　問題意識とは、このような中での「何となくすっきりしない思い」から生まれることが多いのです。「何となくすっきりしない思い」の一部は、いくつかの経験を重ねる中で徐々に「どうしたら良いかわからない歯がゆい思い」へと変わります。このような思いはさらに、何らかの学習機会や他者からの刺激の中で、「なぜ、このような問題が起こるのか」、「どうしたらもっとうまくできるようになるのか」など、粗削りながらも少しずつ「問い」に近い形を取るようになってきます。さらに、何らかのきっかけを得て、「一度本腰を入れて何とか解決・改善の方法を探りたい」という確かな問題意識へとつながっていくことも少なくありません。

(2) 実践報告と実践研究

　読者の中には、自分はすでに人間（患者）理解のため、日々の記録をもとに多くの実践報告を行ってきており、わざわざ「研究」などと格好をつけなくても十分に人間理解ができていて不便していないという人もいると思います。

　実際、医療者は日々、患者や診療に関わる医療・看護記録、学会での症例報告、地域医療の訪問記録、研修医や研修中の新人などの指導記録や指導報告書など、多くの記録や報告書が求められています。そこには、患者理解に有効性をもつ、膨大な量の有用な情報が盛り込まれており、改めてこれらを「研究」というフォーマットの中に入れ直すには及ばないという考え方になるのは当然かもしれません。

　では、果たしてこのような実践報告は、研究と同じ機能を持っているのでしょうか？　ここでは少し、実践報告と実践研究の違いについて考えてみましょう。

表2　実践報告と実践研究

実践報告	・特定の文脈の事例において、目に見えた事実の記述 ・特定の文脈において生み出された事実関係や人と人の関係性の「視覚化」 ・実際に取り組んだ事業・活動の経過についての記録、関係者の所感・手記
実践研究	・問題意識の明確化と研究課題の設定 ・課題分析と対象となる実践の選定 ・研究方法の吟味・決定 ・実践の概要の叙述 ・実践の分析・考察・総合考察

　実践報告とは、当事者がある特定の意図をもち、特定の文脈に生み出した客観的と判断した事実の記載・報告です。とはいえ、当該事例について、社会一般や全体状況の中での位置づけ、関係諸要因との関わり、報告内容の真偽、得られた知見や経験知の汎用性などについて、一定以上の批判的検証がなされているわけではありません。

　一方、実践研究とは、実践的な問題意識とそれに基づいて設定された研究課題に関わって適切な事例と研究方法を選び、実施するものです。

　実践研究ではまず、なぜこの研究が必要なのかという問題意識と背景を明らかにしたうえで、問いに集約される研究課題、および全体の枠組みを構成するための関心相関的視点[*5]を確定します。その関心相関的な視点から、その課題が実際にどんなものかを分析し、その課題に取り組むうえで最も有効と思われる実践を研究対象として選定します。次に、問題関心に照らして、その実践にどのようにアプローチするのが最も適切かという観点から、いくつかの可能な研究方法を吟味し、選択・決定します。その研究方法を用いて実際に研究に取り組んだ後、その記録をもとに実践の概要を叙述し、問題意識との応答を試みながら実践の分析・考察を行います。以上をふまえ、当初の問いに応える形で、総合考察を行います。

　実践研究では、こうした一連のプロセスと段取りをもって、研究課題に取り組んでいきます。実践研究に取り組むうえで注意すべきことは次の2点です。
①　その実践研究が、⑦どれだけその実践自体を、他者と共有できるような

[*5]　研究者自身の問題関心を基盤に、本章1の（2）で述べたような関心相関性を研究プロセスの中核に反映させるような方向で、研究計画の組み立てを考える立場を指す。

（いわゆる客観的な）形で言語化し、また相対化し得ているか、④どれだけ、多面的視点から批判的に検証し得ているか——です。実践者は、多かれ少なかれ、経験知[*6]を有し、実践現場での多くの行動や判断を経験知に照らして行っています。それゆえに一部、実践研究においても経験知を自明視し、それを無意識に暗黙の前提として研究を進める傾向があることも否定できません。

② 研究成果として得られた知見や示唆のうち、⑦どこまでが、今回の特殊な状況での個別具体的な文脈や範疇に限定されたものであり、④どこからが、より普遍的なテーマに関わる事例研究として、他の類似事例の参考になる汎用性を持つか——という線引きを明確にすべきということです。例えば、10万人に1人という稀有な病気をもつ患者の対応への知見や示唆は、病気固有の部分に関しては、他の病気の患者には単純に一般化できないかもしれません。しかし、この事例を患者一般のQOLを尊重した医療者の態度や対応の事例として見ると、ここで得られた知見や示唆には、一般化・普遍化に寄与できる部分が少なからずあるといえます。

このように実践研究では、実践報告の範疇で得られた知見や示唆が、他の医療現場や同様の文脈にどの程度適用できるのかといった可能性、さらには、社会一般や医療以外の現場や場面でも同様のことがいえるのかといった汎用性について、具体的事例および関係諸要因の多面的考察や吟味などを通して検討する必要があります。

すなわち、いくら実践研究を謳っていても、明解な問いが設定されていなかったり、その内容や成果に対して批判的検証がなされていなかったりする場合は、実践報告の域を出ず、実践研究とは呼ぶことはできません。重要なことは、実践研究の最終目的がその知見の獲得そのものではなく、その先のより良い実践にあるという点です。つまり、実践研究では実践者が研究のターゲットとなる人たちの持つ社会的・文化的・心理的・個人的な文脈をより的確に深く理解し、それぞれの場面においてより適切に実践的関与・介入・判断などを追求できるようになることを目指しています。

[*6] 経験の積み重ねによって「無意識に身体が動く」といったような内面化・身体化された知のこと。かなりの度合いで、言語化・客観化される以前の暗黙知が含まれる。

　このように、実践報告と実践研究の最も大きな違いは、前者が特定の方向性を持たない実践をめぐる客観的事実の記載・報告なのに対し、後者は明確な問題意識をもとに問いを立て、それらに対応する事象や方法および道筋によって問いの解決に取り組む営みだという点です。さらに実践研究では、得られた内容や成果が批判的に検証され、次の実践への知見や示唆が導き出されます。

　実践報告と実践研究の違いについて、おわかりいただけたでしょうか。

第2章

質的研究の
研究デザイン

本章のポイント

- 質的研究法を中核とする質的アプローチは、人間の内的世界 (認識、価値観、心の中にある思いや感情など) を対象としている。

- 質的アプローチの特徴は、数値化できない概念やイメージ、意識などに文字データで取り組める点にある。

- GTA (grounded theory approach) は、叙述的 (ナラティブ) なデータに根ざした分析から理論を生成する質的研究法である。

- 本書では「オリジナル版」(p.31 参照) をもとに、質的研究の方法としてより使いやすく定式化した修正版GTA (modified grounded theory approach：M-GTA) を用いる。

1 質的アプローチの基本的考え方
（主にM-GTAに注目して）

(1) 質的アプローチのターゲットと特徴

　本書では、質的研究法を中核として取り組む研究的・実践的なアプローチ
を、質的アプローチと総称することとします。以下、質的アプローチではどの
ような対象を設定するのか、また、質的アプローチの特徴とは何かに焦点を当
てていきます。

　第1章で述べたように、量的研究は自然科学における基本的なアプローチで
あり、またマクロ・ミクロ経済学や計量社会学など、社会科学の多くの領域で
受容されてきました。これに対し、質的研究は、人間の生活・活動の特定の文
脈における応用的・実践的なアプローチともいえるものであり、人文科学と社
会科学の一部の領域、特に心理学、文化人類学、社会学などの研究を中心に受
容されてきました。このうち医療系では、患者のトータルな理解を重視する看
護学領域および患者の語りを基盤に成り立つNBM（語りと対話に基づく医療。
自然科学としての医学と人間同士の関係性とのギャップを埋めるものとして生
み出された医療の考え方）の領域で、質的アプローチが積極的に採用されてき
ています。

　ここで、少し具体的に、質的研究における研究対象について、少し具体的に
考えてみましょう。

　質的研究は多くの場合、客観的事実を積み重ねただけでは全体像や本質を捉
えるのが難しい対象、すなわち心的なあり方などの人間の内的世界に迫ろうと
します。それはまた、個人によって相違やずれが生じる、ものごとや経験の主
観的理解や解釈ないしそれらの意味づけや相互の関連づけの仕方など、認識論
的な意味世界に迫ろうとするものです。

　そこでは、対象となる個人ないし複数の人々の心的なあり方がどのようなも
ので、それがどんな場面、契機、当事者の経験によっていかに変容する（した）
のか、また、当事者が自身を取り巻く環境や事象をどのように解釈し、個々の
事実関係をいかに読み取り、どのような形でそこに関わろうとしている（た）
のかなどに光が当てられます。

　例えば、あるカテゴリー（地域・年齢層・職業など）の人を対象に、過去と現在の健康状態について調査するとします。入院歴や既往症について「あなたはこれまでに心臓や肺、胃腸などの病気になったことがありますか？」という、患部を特定した設問であれば「はい」、「いいえ」の二者択一で答えることができるでしょう。

　しかし、「あなたはこれまでに病気になったことがありますか？」という抽象的な設問であれば、「これまでに一度も体調が悪くて寝込んだことはない」というような場合以外、ほとんどの人は「はい」、「いいえ」では即答できないでしょう。なぜなら、一般的に「病気」の意味する範囲や具合、症状がかなりわかりにくい（「病気」と「病気でない状態」との線引きが明確ではない）からです。

　他方、風邪や歯周病などを「病気」のカテゴリーに入れるのかどうかで迷う人もいるでしょう。さらに、慢性の片頭痛持ちや下痢しやすい人、不定愁訴など、心身の不快な状態が続いてOTC医薬品を常用する、あるいは通院して投薬を受けている人は、「健康という実感が持てない」がゆえに、自分はずっと「病気」なのだと思うかもしれません。すなわち、一般に「病気」を「健康」の反対語と捉えるのか、「病気でない状態」の反対語と捉えるのかは、人によって分かれるところです。また、「心の病」を抱える少なからぬ人々が、自分の性格ゆえの問題、あるいは「気持ちの持ち方」の問題と捉え、「自分は病気ではない」との思いが揺らがないために、日々の苦しみから抜け出せず、辛い日々を過ごしていたりするかもしれません。

　このように、これら大多数の人々にとっては「自分が病気なのか否か」は重要ではなく、自分の健康状態が医療的ケアを必要とする状態にあるのか否かの方が重要なのです。

　たしかに「あなたはこれまでに病気になったことがありますか？」という質問は、「はい」、「いいえ」で答えられるという意味では数値化が可能です。しかし、そこでわかるのは、特に定義や説明もないまま「病気になったことがあるか」と尋ねられ、その意味や意図にかかわらず、「はい」あるいは「いいえ」を選択した回答者の人数にすぎません。つまり、人々の実際の健康状態や病歴、それらに関わる個々の意識などを知ろうとする場合には、このような質問は適切とは言い難いのです。

とはいえ、このような設問が役に立つこともあります。例えば、人々の「病気」の概念や「病気」のイメージ、「病気」観などを解明したい場合などです。すなわち、質問者が「病気」を敢えて定義せずに、回答者自身の解釈や判断に耳を傾け、その人独自の「語り」、「物語」に丁寧に向き合うということです。少し時間をかけて、その人自身がもっている「病気」の定義や解釈、それらで構成されるその人の価値世界に、共感的に足を踏み入れていくこと、これこそが質的研究の第一歩ともいえるでしょう。

(2) 質的アプローチで用いられる定性的データとは

人間の内面やそこで生じた変容、個人差の大きな経験知や認識世界、少数者のアイデンティティや価値観などは数値化すること自体がとても難しいものです。

測定の方法や設問をかなり工夫したとしても、数字だけですべてを表わすには一定の限界があることは認めざるを得ません。無理やり、あるいは四苦八苦してようやく数値化してみても、結果として解明したい事象や対象の限られた側面しか明らかにできないか、あるいはリサーチクェスチョンの解明に有意味な諸要素を捨象した抜け殻のような分析結果しか得られないことも懸念されます。それでも強引に数値化しようとすれば、それは実態をありのままに示すデータではなく、むしろ他の異なる要素や文脈のズレを無意識的・無意図的に取り込んで加工された「歪んだデータ」になってしまいます。

このように、複雑で捉えにくい事象や対象を解明しようとする場合、データとして収集されるものの多くは、叙述的(narrative)なものになります。

叙述的なデータとは、単純に数値に変換することができないもの(主に文字データ)を指します。具体的には、アンケート調査の自由記述のように、調査対象者が自ら言葉を選んで文章として書いた記述内容やインタビュー調査をはじめ、対面的状況における対象者自らの発話内容や、職場、教育機関、地域社会などにおける実践的場面の会話記録、座談会など、複数のやり取りが文字起こし作業によって記録されたものなどが含まれます。これらの文字テクストの特徴は、当該データを取り扱う人の問題意識や実践的立場、さらに主観によってその位置づけや意味づけが大きく左右されてしまうことです。

なお、文字テクスト中心の資料には、フィールドノーツ、インタビュー記

録、日記・日誌、社史・人事考査関係記録・議事録、行政文書、雑誌・新聞等の記事、小説・詩・エッセイ・手記・伝記、電子メール・ブログ・ウェブ上の記載などがあります。佐藤郁哉は、このような資料の共通事項として、①最も本質的な部分が数値で表現されていない、②その資料に含まれる最も本質的な情報が、私たち自身が現実社会の生活から読み取り、感じ取っている豊かな意味の世界に関わる点を挙げています。佐藤は、このような「質的データ」（本書でいう定性的データのことで、両者はほぼ同じ意味です）が持つ独特の特徴こそが、他方では「実は量的データには還元しつくせない、人びとの語りや発話の『意味』を明らかにしていくうえで重要な意味を持つ」のだとしています。

(3) 質的研究法は何に向いている (いない) か

　近年、定性的データを用いた質的研究について、客観性や信頼性を備えた科学的な研究的アプローチとして確立しようとする動きが活発になってきました。量的研究法では多くの場合、仮説を立ててそれを検証するために量的調査を行います。これに対し、西條剛央は、質的研究法の捉え方について、次の2点を指摘しています。

　第一に、質的研究法は、仮説の検証よりはむしろ、仮説の生成、つまり、データ分析をふまえて仮説を作り出す作業に適しているとしています。すなわち、量的研究法が、予め立てた仮説を検証することに重点を置いた演繹的な考え方のうえに行われるのに対し、質的研究法は、定性的データを一定の手続きと手法で分析することにより、仮説そのものを作り出すという帰納的な考え方に立ちます。すなわち、質的研究法の進め方は、「仮説生成→理論化→モデル化」という一連の手順を踏んでいくのです。

　それゆえに量的研究法と質的研究法は、対立させて考えるべきものではなく、両者を適切に組み合わせることによって相互に強化・補完し合うことが可能になり、より良い研究成果を生み出すことが期待されるといえるでしょう。

　第二に、西條は「信憑性のある知見を得る方法としての質的研究法」という捉え方を提示しています。すなわち、ある質的データについて「この部分からこう読み取った」との解釈の根拠を示すとともに、その解釈を導き出すプロセスを丁寧かつ明瞭な形で可視化していくことによって、質的研究の信憑性を十

分に保証することができるとしています。とりわけ、後述する質的研究法は、体系化された一連の手続きを踏襲することによって、それが「研究の説得力を減じない形で、データ収集および理論やモデルを作るために定式化された枠組み」であることが可視化できるというわけです。

　一方で西條は、質的研究法は、どちらが優れているかという優劣を一般化したい場合や、二者にどのくらい差があるかなどの直接的な比較、全体の分布や傾向把握を目指す研究には「向いていない」と指摘しています。

2 M-GTAの考え方とアプローチ方法

(1) M-GTAとは

　現在、多くの研究者によって用いられる質的研究法には、KJ法（心理学者である川喜田二郎による情報整理法）、GTA、ナラティヴ・アプローチ、フィールドワーク、エスノグラフィー、アクションリサーチ、ライフコース分析、参与観察などが挙げられます。

　ここでは、人文科学系・社会科学系の研究者のみならず、医療系においても近年広く用いられるようになったGTAに注目してみましょう。

　GTAとは、「データに根ざした」（grounded）分析から独自の理論を生成する質的研究法のことです。具体的には、研究対象から得られたデータを精査・整理する中で概念を生み出し、概念と概念との関係性を見出しながら、理論を作り出すというものです。

　GTAは、現時点で6つに大別されます。

① 　ストラウスとグレーザーによる「オリジナル版」

　理論志向・データ軽視の社会学研究の動向に対し、方法論的な批判を行うことを目的として1967年に提起されたもの。

② 　「ストラウス版」

　フィールド調査によるデータ収集や、個々人の行為主体性、プロセスの解明、社会的・主観的意味、問題解決の実践などを重視するもの。

③ 　「グレーザー版」

　数量的方法論を一部取り入れ、言語データの厳密な分析を試みたもの。

④　「ストラウス・コービン版」

　1990年に提起され、数量的方法論に頼らず、新たな理論と方法を構築しようとした質的研究手法として知られるもの。

⑤　戈木クレイグヒル版

　分析者の視点（プロパティ）と概念の範囲（ディメンション）をより強調し、カテゴリー関連図を描くことで現象を捉えようとする②の「ストラウス版」の修正版。

⑥　「M‑GTA」

　木下康仁が①の「オリジナル版」の諸要素を整理し、質的研究の手法としてより使いやすく、定式化したもの。

　このうち、本書では、先述したように主にM‑GTAを用いることにします。なぜ、6つのタイプの中であえてM‑GTAを用いるのかについて、少し見ていきましょう。

　西條は、M‑GTAの理論的意義と問題点について、M‑GTAが「研究対象の現実を忠実に反映するという条件」それ自体を「不完全なもの」として捉えることから始まる点を挙げています。すなわち、いくらすぐれた研究者でも、研究対象の「現実」を忠実に描きとり、それをデータに確実に反映させることは完全にはできないということです。つまり、どんなに研究方法を工夫しても、現実を完全に捉えきることは難しいというわけです。なぜなら、研究者はみんな不完全性を伴った人間であり、また完璧な研究方法は存在しないからです。

　では、研究者は「現実」と「データ」の狭間で、どうしたら良いのでしょうか？木下によれば、重要なのは、研究対象の現実を忠実に反映するという条件自体が不完全なものであることを意識的に確認したうえで、「自分の立場を明確に表す」ことだとしています。すなわち、ある「現実」と「データ」の間には、不完全性を伴った「研究する人間」が存在し、また、不完全性から自由とは言い切れない「研究方法」が介在しているということを明確に「見える化」（可視化）すべきというのです。つまり、これらの要素を目に見える形で提示することによって、「現実」と「データ」の間を担保する「理路」が構築されるわけです。

　このようにM‑GTAは、データ自体を「不確実性の中で作られるもの」と捉えたうえで、その「不確実性」を生ずる根源が「研究する人間」とその「方法」に

あるとみなしています。M‒GTAでは、この「研究する人間」の問題関心の所在と「方法」の両者を「見える化」し、誰の目にもわかるように可能性と限界の判断材料がすべて公開されます。つまり、科学的メスを入れられる余地を生み出すことによって、非科学的と見られがちな質的研究法に一定程度の科学的根拠が与えられたともいえるでしょう。

とはいえ、問題点も指摘されています。まず、この議論ではポストモダン、特に構造主義において常に批判的に問われる「現実とは何か」という問いを度外視して、あたかも客観的な「現実」がそこに存在するかのように自明視されている点です。また、「データは言葉である」との木下の言説にも「言葉とは何か」の問いが欠落している点が指摘されています。

こうした弱点に対応する手立ての一つとして、本書ではSCQRM（スクラム）(structure‒construction qualitative research method：構造構成的質的研究法）を用います。SCQRMは、自らがその時点で用いている方法を批判的に捉え返し、そこにどんな限定や限界があるかを「見える化」することによって、その研究成果の科学性を担保しようとする方法です。ある研究法を用いながら、同時に、その研究法で確実に明らかになるのはどこまでで、明らかになりえないのはどこからかという線引きを明確にしようとするもので、メタ研究法とも呼ばれます。SCQRMを用いることによって、量的研究を絶対視する研究者が一定の科学性を認識することも比較的容易となり、学会発表や論文発表などの際も問題が生じにくくなると考えられます。

以上をふまえ、本章ではM‒GTAをSCQRMの観点から捉えなおし、具体的手法を跡づけていきます。

コラム1　質的研究方法の歴史的変遷

◆**20世紀初頭から第二次大戦まで**
フィールドワーク、エスノグラフィー、ライフヒストリー、ライフストーリー、「人生の切片」、解釈方法論
◆**戦後から1970年代**
厳密な質的分析、マルチメソッド、自由回答形式インタビュー法、準構造的インタビュー法、参与観察法、標準的統計形式による資料分析法
◆**1970年代以降**
GTA、事例研究法、歴史研究法、個人史研究法、エスノグラフィー、アクションリサーチ、臨床研究、質的インタビュー法、観察、映像的方法、個人経験分析、ドキュメント分析、ナラティブ分析、内容分析、記号論的分析
◆**現代**
インタビュー、観察法、テクストと文化的工芸物、映像的方法、自己エスノグラフィー、コンピュータを用いた質的分析、発話とテクストの分析、フォーカスグループ、応用、エスノグラフィー、「厚い記述」

参考文献
1) N・K・デンジン，Y・S・リンカン (平山満義 (監修)，岡野一郎，古賀正義 (翻訳)):「質的研究ハンドブック」第1〜3巻，「序章　質的研究の学問と実践」，北大路書房 (2006).
2) N・K・デンジン，Y・S・リンカン (平山満義 (監修)，岡野一郎，古賀正義 (翻訳)):「質的研究ハンドブック」第1巻，アーサー・J・ヴィディッチ，スタンフォード・M・ライマン:「第1章　質的方法：社会学と人類学の歴史」，北大路書房 (2006).

(2) SCQRMの観点から見た M-GTA のプロセス

1) メタ研究法SCQRMとは

　西條はM-GTAを、このSCQRMのアプローチを用いて説明しています。SCQRMは、構造構成主義を超メタ理論（超認識論）とするメタ研究法です。関心相関性を中核原理とし、メタ方法論として、次の11の関心相関的アプローチを備えているとされます[*1]。

① 　関心の探索的明確化

② 　関心相関的継承

③ 　関心相関的選択

④ 　関心相関的サンプリング

---

*1 　徳久悟webサイト"Design Thinking for Social Innovation":「構造構成主義的質的研究法(SCQRM)」(https://designthinking.dangkang.com/scqrm/ (2021年4月6日最終参照)).

⑤　関心相関的調査（質問）項目設定

⑥　関心相関的方法（方法概念・研究法）修正法

⑦　関心相関的構造（理論・モデル・仮説）構築

⑧　関心相関的報告書（論文）構成法

⑨　関心相関的プレゼンテーション

⑩　関心相関的評価

⑪　関心相関的アドバイス

　この「関心相関性」は、「すべての価値は、欲望や関心、目的といったことと相関的に（応じて）立ち現れる」との前提に立っています。すなわち、物事の「存在や意味や価値」には、純粋に客観的・中立的なものはないというものです。すべては、それを認識する側の「身体や欲望、関心、目的」との関連性のなかに位置づけられるとともに、その相互的な影響下に置かれ、そこで生ずる相互作用や相互関係において、認識され意味づけられるという考え方です[*2]。

　以上をふまえると、人間の行動は、理論的に正しいかどうかではなく、「身体や欲望、関心、目的」に照らしてふさわしいかどうかという観点から方向づけられるといえます。研究者も同様で、自らの研究的問題関心と照らして、ふさわしいと思われる行動や選択肢を選んで研究を進めていくわけです。

　この考え方から西條は、研究を構成するすべてのツール（認識論、理論、技法、フィールド、対象者、解釈枠組み）は、①現実的制約を勘案しつつ、②「リサーチクェスチョンや研究目的に照らして選んでいけば良い」とする「関心相関的選択」という方法概念に立つものと考えました。例えば、SCQRM の枠組みで考えると、「関心相関的サンプリング方法」は、自分の関心に照らして（相関的な方向で）対象者をサンプリングするアプローチ、「関心相関的質問項目設定法」は、現実的制約を勘案しながらリサーチクェスチョンに照らして質問項目を設定するアプローチといえます。

[*2]　西條剛央：「構造構成的組織行動論の構想―人はなぜ不合理な行動をするのか？―」，早稲田国際経営研究42，99-113（2011）.

2) M-GTAの5つの段階の図式的理解

　図1は、西條の提起するSCQRMの観点からM-GTAのプロセスを図解しようとしたモデル図[*3]を、「研究する人間」の立場から捉えなおし、再構成したものです。

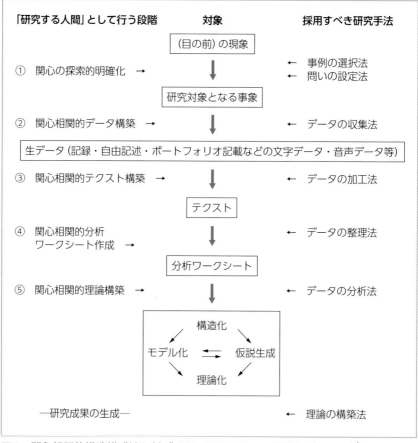

図1　関心相関的構造構成法に基づくM-GTAの5つの段階とプロセス[*4]

[*3]　西條剛央：「ライブ講義　質的研究とは何か（SCQRMアドバンス編）」．182（「図23-1　関心相関的構造構成法：M-GTAを実践例としたモデル図」）（2008）．
[*4]　*3を元に筆者作成。

図中の左側にある「『研究する人間』として行う段階」という項目は、研究者としてのあなたの立ち位置であり、①〜⑤の事項は実際に行うべき作業です。

　中央の「対象」という項目は、あなたが研究者として向かい合うべき「対象」となります。一番上にある「（目の前の）現象」ですが、西條は、研究者の目前に「立ち現れたすべての経験」を「現象」と呼び、ここから研究が出発すると捉えています。まず、「現象」として視野に入っているさまざまなものの中から、研究者が何らかの意味づけをもって「特定の現象」に注目することにより、研究という営みは始まります。つまり、目の前に見える現象のうちの一部を、自らの研究的関心に応じて「研究対象」と特化して捉えるようになっていくプロセスです。

　右側の「採用すべき研究手法」という項目は、まさに研究者として採用すべき研究手法となります。「事例の選択法」、「問いの設定法」等、各々の手法には、緻密なルールや一定の裏付け、留意点をともなう一連の手続きがあり、研究者は、このような手法を確実に習得し、物理的・時間的制限の中でできる限り慎重かつ周到に研究を執り行います。この一つひとつの手法・手続きを着実にふまえることによって、最終的な研究成果の信頼性が得られるとともに、研究上の叙述の「分厚さ」（コラム2参照）にも反映されます。

　定性的データを自ら集め・整理し、それに基づいてボトムアップに理論を作っていくM-GTAのプロセスには、次の5つの段階があります。

第1段階：関心の探索的明確化　→　事例の選定・リサーチクェスチョン
　　　　　の明確化
第2段階：関心相関的データ構築　→　データの収集法
第3段階：関心相関的テクスト構築　→　データの加工法
第4段階：関心相関的分析ワークシート作成　→　データの整理法
第5段階：関心相関的理論構築

---

3 質的研究アプローチの段階と手順

　次に、質的研究を始める前と、これらの各段階における研究手法を示していきます。

(1) 質的研究を始める前に

　質的研究では一般に、ある一定のカテゴリーや属性の人たちを対象とする場合、調査対象者・協力者には、量的研究のアンケート法などと比べ、より多くの物理的・心理的負担がかかります。場合によっては、一種の侵襲を伴うことさえも推測されます。質的にせよ量的にせよ、医療者が研究を始めるにあたっては、倫理審査委員会の審査を受けることが大前提となります。また、研究開始後も、研究倫理上の配慮を十分に行うべきことはいうまでもありません。学会発表や研究業績を最優先した研究や自己満足の研究に陥ることなく、医療現場の人的・物的環境、患者対応の改善・向上、医療者のより望ましい育成・研鑽などに資する研究を心掛けなければなりません。

　「研究課題を思いめぐらし始めた時から、すでに研究は始まっている」[*5]といいます。この段階から、研究について思いついた時には、すぐに研究日誌(research diary)的なメモをとる習慣を身につけることをお勧めします。研究を始めてから終了するまでの間、できるだけ頻繁に、気軽に書き留められるように、自分が一番活用しやすいツールを用います(小さいノートやノートパソコンでも良いでしょう)。

　メモには必ず日付を記入し、資料や数値データなどは出典や関連するデータベースなどを挙げます。また、研究課題、研究方法、データ収集の計画、分析の方法、研究のまとめ方などについて、思いついたことや修正案、本や論文の抜き書きや要約、同僚などとの議論で得られたことなどを自由に書き留めます。余白は大きくとっておき、研究の途中で進め方を見直して軌道修正したり、次に課題となりそうなことなども記入したりできるようにします。なお、研究に取り組む中で、個人的に感じたことなども追記しておきます。

[*5]　関口靖広：「教育研究のための質的研究法講座」, 北大路書房 (2013).

使い方は自由ですが、たった一段落にせよ、研究日誌にメモを記入することが研究への取り組みのペースメーカーになります。また、書き留めておいたことが、後にデータ分析する際になんらかの手がかりになる場合もあります。

(2) M-GTAの各段階の研究手法

前項の段階をふまえ、質的アプローチは実際にどのように進めていくべきでしょうか？　西條の提起した関心相関的構造構成法を手がかりに、M-GTAの各段階で採用されるべき研究手法と留意点を具体的に示します。

■第1段階：関心の探索的明確化　→　事例の選定・リサーチクェスチョンの明確化

本項では、第一に事例の選択、第二に「問い」（リサーチクェスチョン）の設定について述べますが、実は両者は表裏一体のものです。実際には、最初に「この事例を選ぶ」と決めたうえで「どんな問いを立てていったら良いか」を考えていく場合と、逆に、先に「問い」が立っていて「この問いを探究するにはどの事例が最も適切か」を後から決める場合の両方のケースがあり得ます。要は考えやすいところから決めていけば良いのです。

① 事例を選択する

「さあ研究を始めよう」と思い立った時点で、さて何を研究したら良いかわからない、あるいは研究につながるような身近な事例が見つからないという方もおられるかもしれません。

医療現場ないし医療教育の現場、あるいは過去の記録を少し振り返ってみると、事例選択のヒントはあちこちに見えてくるでしょう。例えば、日々の実践の中で漠然と問題があるとは思っているが、なかなか改善が見られない事態（「なぜいつもこうなってしまうのだろう」、「どうしたら、もっとうまくいくのだろう」など、漠然とあるいは明確に感じている場面や活動）、あるいはルーティンになっている仕事の段取りや教育・研修の実態（「どの程度の効果があるのだろうか」、「このままで良いのか、もっと良い方法があるのではないか」などと思うが、今まで何も対応してきていない場合）などに心当たりはないでしょうか。

　この機会に思い切って、その一つを俎上に載せてみると、日常的な業務・実践の思わぬ見直しや振り返り、改善が可能になり、新たな取り組みへのステップになっていくかもしれません。

　あるいは、いくら周囲を見回して考えても、適切な事例がまったく見つからない場合もあり得ます。その場合には、まずは今の時点で少しでも関心のある研究分野について、専門ジャーナルの論文や先行研究を1ないし2本読んでみると良いかもしれません。自らの足場や業務内容と照らし合わせて、比較的「自分にも似たような経験や場面がある」、「筆者の問題意識が、自分が日常的に考えていることと似ている」ものを選び、見よう見まねで（習作として）で取り組んでみたらいかがでしょうか。まずは、興味のある文献と類似した事例を選び、自分なりにどうアプローチできるか、具体的にイメージするところから始めてみてください。

② 「問い」（リサーチクェスチョン）を立てる

　研究初心者の場合、適当な事例が選択できると、すぐに研究方法が決まり、必要な作業が始められるような錯覚に陥りがちです。しかし、事例の選択は「研究対象となる事例が選べた」ことにすぎません。重要なのはその事例について、今の自分にはどんな疑問、思い、期待、こだわりがあるかということです。

　その事例に関わって、あなたがまず知りたいことは何でしょうか？

• どのような背景の中で生み出されたものか？
• 今はどんな状況にあるか？
• 当事者（たち）はどんな経験をしているか？
• また、いかなる問題点や課題を抱えているか？
• 今後に向けて、取り組むべきことは何か？

　例えば、選択した事例が「処方された薬の説明場面での薬剤師と患者のコミュニケーション」だとします。このコミュニケーションに関して、あなたがまず知りたいことは何かを考えて言葉にしてみます。その場面における「問い」には、例えば、次のようなものが考えられます。

• 薬剤師の話したことは、患者にはどのように受け止められ、どう伝わっているか、なぜ、薬剤師が伝えたいことがうまく伝わりにくいのか？
• どう指導したらもっと効果的に説明できるようになるのか？

- 患者のニーズや不安を、薬剤師はどのように理解しようとし、いかに対応しているか、なぜ、そこで薬剤師は患者のニーズを捉えきれないのか？
- どんな経験を積んだら、もっと効果的に対応できるようになるのか？

とはいえ、研究のために「問い」を考えようとする場合、私たちは往々にして、そこで何が起こったのか（What？）という事実関係だけに注意を向けがちです。客観的事実を正確に捉えることはもちろん重要ですが、それでは単に観察したことや見たままを記述するだけに終わってしまいます。

そもそも「問い」とは、「どのように」、「どうしたら」（How？）や、「なぜ」（Why？）で始まる疑問文です。この問いに対して、経験知や直感、思いつきだけで答えるのではなく、アカデミックな手続きをふまえてきちんと答えを出すことが研究のスタートラインです。そのような研究的な見通しと方法論をともなった「問い」を、リサーチクェスチョンと呼びます。

医療現場や医療者養成の現場の日常的な実践の中から、どの「問い」をリサーチクェスチョンのレベルにまでブラッシュアップしたら良いか悩むこともあるかもしれません。そういう場合には、これまで扱われてこなかった新しい事象を採り上げてみることです。他方、量的アプローチの先行研究をもとに、同じテーマや対象に質的アプローチでチャレンジしてみることも一つの可能性です。さらには、先行研究を批判的検討したうえで、その着眼点や問い方を変えてみることなども検討する価値があるでしょう。

■第2段階：関心相関的データ構築 → データの収集法

研究者（研究する人間）は、自らの研究的関心、すなわち「問い」（リサーチクェスチョン）が設定され、事例（研究対象となる事象）が絞り込まれると、それらに照らして事例に関わる多くの情報・資料の中から最も有効と思われるデータを見つけ出し、選び取って収集します。手近なものとしては、観察記録、自由記載アンケート、ポートフォリオ、インタビュー記録、座談会やグループ討論の記録などが考えられます。

ここでのデータは、特定の方法を媒介として「身体・欲望・関心と相関的に構成されるもの」とみなされます。すなわち、「研究対象となる事象」に対し、研究者自身が「直接に観察する／耳を傾ける／問いかける／働きかける」こと

によって、「身体・欲望・関心」と関わりをもたせる形でその場面や文脈でしか得られない諸要素を含むデータが収集されます。その意味では、データが構築される時点で研究者にとってそのデータは、もはや客観的なものではあり得ません。実際にどの時期のどんな記録を選び取るか、どんな題名のどんなアンケートに付随した自由記述を選ぶか、誰がどんな形で行ったインタビューを選択するかなど、データを選定する時点ですでに研究者自身の問題関心に沿った方向づけがなされていることになります。このように、M‒GTAでは、研究者がこれから比較検討していくためのデータそのものを自ら作成するということも大きな特徴でしょう。

　定性的データをどこから集めてくるのかが「頭痛の種」になる場合や、実質的なハードルになる場合もあります。定性的データというと難しいイメージがありますが、実際には医療現場や医療者教育の実践で触れることの多い日常的な空間の中で、意識的にデータ収集してみることから始めたいものです。

　では、定性的データの収集方法について、具体的にいくつか見てみましょう。

① 観察記録

　医療現場や医療者教育のあらゆる場面で観察結果を記述したものが、文字テキストとして考察対象となります。例えば、患者と医療者のコミュニケーションスタイルが医療に与える影響を考察しようとする場合、あるいは、医療系学生の実習への取り組みに、指導者の肯定的な働きかけが及ぼす効果を研究しようとする場合などです。研究者自身が直接に関わりながら行う参与観察の場合には、その中で自らが記録したものを文字テキストとして活用するだけでなく、対象者の許可を得てやり取りを録音した音声データを文字起こしすることによって、文字テキストとすることもあります。

② 自由記述アンケート

　一般的にアンケート調査は、数的処理を行う量的アプローチに用いられることが多いですが、最後の設問として、何らかの経験やトピックに関わる感想やコメント、考えなどの自由記述欄を設けることがよくあります。あるいは、授業や研修などの終盤に、全体を通して学んだこと、感じたことや考えたことなどを自由に書いてもらうこともあります。このような記述内容を文字テキスト

として整理することによって、定性的データへの加工が可能になり、質的アプローチの対象として活用することができます。

③　ポートフォリオ

　ポートフォリオとは、個人の学習成果となる多様な資料を蓄積しておくために作成される容量の大きなファイルケースのようなものを指しますが、このポートフォリオ自体を研究対象とするのは一般的ではありません。とはいえ、ポートフォリオの中には、最終的な学習成果物だけでなく、そのプロセスで学習者自身が書いた感想やコメント、振り返り、考察などの記述が含まれています。リサーチクェスチョンが決まったら、ポートフォリオの中にこの研究に取り組むための文字テクストとして使えるものがないかどうか、あらかじめ検討してみることも有効です。

④　インタビュー記録

　インタビューというと、一対一で対面した時の個別の聴き取り調査が思い浮かびますが、ここでは必ずしも一個人が対象とは限りません。例えば、グループインタビューや対談・鼎談、グループセッションや座談会の場での発言や議論なども広義のインタビューに含めることができます。通常は、音声データを文字起こしする形で文字テクストに編集します。文字起こしは、個人が何度も聴きなおしながら行うと、録音当時の状況や発言のニュアンスなども把握できるので有益です。ただし、物理的に時間や余力のない場合には、業者や研究補助者などの第三者に依頼することもあり得ます。その場合に重要となるのは、「データ加工」上の諸問題です（これについては後述します）。

■第3段階：関心相関的テクスト構築　→　データの加工法

　第2段階では、選んだ事例について問いを立て、その問いへの取り組みにおいて重要と思われる定性的データを収集してきました。

　これらの定性的データは、メモや走り書きなど手書きの原稿の場合も多く、判読しにくい筆致や略語、書き手本人にしか理解できない記号や矢印などが多用されていることもあり得ます。インタビューや座談会などを録音した音声データを、文字起こしして文字テクストにする場合も同様です。話した内容や言葉をそのまま文字化しているため、主述などの前後関係や文脈が不明瞭な箇

所もあり、これらはいわば生（raw）データです。歴史学の研究であれば、誤記なども「ママ」とルビを振ってそのままデータとして示しますが、質的研究では、研究者の「問い」（リサーチクェスチョン）に即した形でデータを分析できるように、最低限必要な手を加えて形を整えます。あくまでも書き手の意図や本来の意味が損なわれない限りにおいて、また、インタビューの文脈において必然性が認められる範囲において、括弧書きなどで目的語や指示語を補足・追記したり、誤字・脱字などを修正したりして分析可能なデータに加工します。

　ここで気をつけるべきは、データの「加工」はデータの「改ざん」や「捏造」などとは全く異なる行為だという点です。研究上の手続きとして行う「加工」とは、内容や文脈を損なうことなく、使用可能なデータとして最低限の形式や体裁を整えることに限定されます。一方、元データとは違う文言や異なる意味合いの表現に書き換えたり、当初は存在しなかった要素を新たに書き加えたりすると、そのデータは元データとは全く別のものとなり、考察対象のデータとしての価値がなくなります。研究の世界では何より、これらの行為がデータの「改ざん」や「捏造」などの研究不正に当たるとの認識が重要です。

　インタビュー記録は多くの場合、録音された音声データという形をとります。録音データを文字起こしして作成した文字テクストは一見、客観的なデータに見えます。しかし、そのように構築された音声データでは、特に調査者自身が内容に関心を持ちながら文字化した場合、「こうあるはずだ」、「こうあってほしい」との期待を含む主観的な読み込みが働くという意味において、客観的とは言い切れない部分もあります。すなわち、文字起こしをする人の関心の所在によって起こし方は変わりますし、「雑談」や「間」の部分を残すか削除するか否かなど、メインの文字テクスト以外の加工方法も研究者の関心の所在によって変わってくるためです。

　そもそも文字起こしは、音声データ全体を聴いて内容を要約する作業とは異なり、基本的にそこで話されたすべての言葉を文字として起こす作業です。文語とは異なり、口語ではどうしても話者の話し方の癖が出たり、主述が逆になったり、後から言い直しや言い換えがあったりと煩雑になりがちです。とはいえ、「データ加工」の際には、言い間違いを安易に訂正・修正してしまったり、秩序だった「正しい」日本語表現に変更したりすることには、常に慎重に

なる必要があります。言い間違いや「正しくない」日本語表現そのものに、話し手の育ってきた言語環境、学習歴、言語使用能力の現状などが反映されている場合も、また言外の認識や感情の動きなどが読み取れる場合も少なくないからです。そのような諸要因が、リサーチクェスチョンをふまえたデータ本体の分析に重要な意味合いをもたらすこともあり得るのです。

　重ねて強調しますが、データの加工は、生データを「データ」として成立させるために必要最低限の範囲と程度で行うものと考えることが重要です。ただし、何をもって「必要最低限」とみなすのかという判断自体、かなり難しいので、常に注意を払う必要があります。例えば、「あのー」、「そうですね」などの相槌や、「…」のような沈黙についても、その研究の「問い」と照らし合わせて、文字テクストとして省くか残すかを判断する必要があるのです。また、発言した内容が確信をもって明解に話されたものか、迷った末にようやく絞り出すように話されたものかなどのニュアンスを、後日、文字化された発言内容だけから読み取るのはかなり困難です。このため、相槌や沈黙などの補足情報についても追記しておくと、データの読み取りがより正確になるといえます。ただし、作業のプロセスにおいて、研究者の予断や見解が先行する形で意図的にデータの変更や追加・削除が行われてしまうと、そのデータは「改ざんされた」ものと見なされます。さらに、一連の流れの中で、もともとそこに無かったものまで追記された場合、そのデータは「捏造された」ものと見なされます。これらの行為は、研究倫理にも反するものであり、せっかく取り組んだ研究成果が損なわれるだけでなく、医療者としての研究者生命が損なわれることにもなりかねないため、十分に留意する必要があります。

　以上のように、M-GTAの中核部分をなす文字テクストは、研究者の関心と特定の方法を媒介として作成され、あくまでも調査対象者の意図や文脈に即した方法において、文字データとして加工されるべきものなのです。

■第4段階：関心相関的分析ワークシート作成　→　データの整理法

　では、このように加工したデータを分析しやすいように整理していくにはどうしたらよいでしょうか。データ整理法に関しては、既に多くの解説書が市販されていますが、「わかりやすい」と謳われたものでも難易度が比較的高く、

特に初心者にはなかなか「とっつきにくい」と思われるかもしれません。そこで、まずはデータ整理法の大枠のイメージをつかんでいただければと思います。

※本項では、佐藤の「コーディング」の手法と、西條の「テクストから概念をつくる」手法を参考にしています。

①　データ整理の作業イメージ

　ここではまず、生データが加工された文字テクスト（記録や自由記述、文字起こし原稿など）を想定しながら、実際の文字テクストが手元にある場合、データ整理の作業がどんなプロセスをたどるのかについて、大まかなイメージを共有していただきたいと思います。なお、文字テクストに一種の見出しをつけていく作業をコード化といいます。

　前述したように、文字テクストの作成段階においても研究者の研究的関心とリサーチクェスチョンに応じて、何らかの取捨選択が反映されていることが少なくありません。どのような取捨選択がありえたのだろうかという疑問を常に念頭に置いて意識しながら、次の作業を行います。

　まず、さまざまな色のカラーペンを用意します。文字テクストの原稿を読みながら、直感的に重要と思ったところに、カラーペンで印を付けていきます。カラーペンは事前に、自分なりに色ごとの使い方を決めておきます。例えば、リサーチクェスチョンに直接、それもプラスに関わると思われる部分は黄色、逆にマイナスに関わると思われる部分はピンク色、リサーチクェスチョンには直接関わらないが、重要と思った部分は水色、それ以外に気になった部分はオレンジ色といった具合にです。

　最初にざっと全体を流して読み、キーワードではないかと思われる言葉をペンで丸く囲むように印をつけます。またキーセンテンスを見つけて線を引き、各々に「名前」を付けます。最初は細いペンや薄い色で軽く引き、全体を読み進めるうちに重要な言葉や文章の意図がわかってきたら、ペンの太さや色の濃さで強弱をつけながら色分けして塗っていきます。

　次に同じ内容について話している箇所（同じ「名前」ないし似た「名前」）をまとめるように大きく囲み、その上に仮の小見出しをつけます（ちょうどKJ法の「シマ」を作り、各々に見出しを付けている場面と似ています）。そして、トピックごとにいくつかのキーセンテンスのまとまりを作り、各々のまとまりに

ついて一言でどう表現するのが適切かを考え、小見出しを確定していきます。
なお、M-GTAでは、この小見出しを「概念」と呼び、小見出しをつける作業を
「概念化する」と呼んでいます。

　このようなコード化作業は、文字資料に含まれる情報量を圧縮することに
よって、より操作しやすい形式に加工していくという一面を持っています。
コード化によって、いくつかの文字テクストに含まれる類似のテーマを見出し
たり、逆に1つのテーマのヴァリエーション（異なる箇所で異なる使われ方を
している複数のケース、いわば変化形）を見つけたりもできます。また、1つ
のテーマに関して対照的な2つの概念を比較しながら、より一般的で抽象的な
問題について、さらに分析を深めていくこともできるのです。

　このコード化の作業において、M-GTAでは通常、図1(p.36)の流れに従っ
て「分析ワークシート」（木下）が使われますが、データ加工の段階から直接「分
析ワークシート」に進むのは初心者には少しハードルが高いと思われます。そ
こで本書では、その前の一段階として「概念化ワークシート」を新たに設け、
それに記入したうえで「分析ワークシート」に進みたいと思います。

② 　概念化ワークシートによる、文字テクストのコード化

　まず、「データ整理の作業イメージ」を、具体的なワークシートを使いなが
ら「見える化」していきます。図2は、このようなM-GTAのプロセスにおける
文字テクストのコード化を容易にするツールとして筆者が作成した概念化ワー
クシートのフォーマットです。この概念化ワークシートを使って取り組む作業
の手順は、次のとおりです。

全体を読む→キーセンテンスを探す→名前をつける→	共通／類似するも
全体を読む→キーセンテンスを探す→名前をつける→	のをまとめて小見
全体を読む→キーセンテンスを探す→名前をつける→	出しをつける

　作業の中では、各々のセンテンスにつけた「名前」をもとに、共通するもの
や類似したものをまとめ、それらを代表させる小見出しをつけます。先述した
ように、M-GTAでは、この「小見出し」を「コード」ではなく、「概念」と呼び
ます。各々の概念は、分析者にとって同じ重さを持ち、分析者から等距離にあ

るものとみなされます。

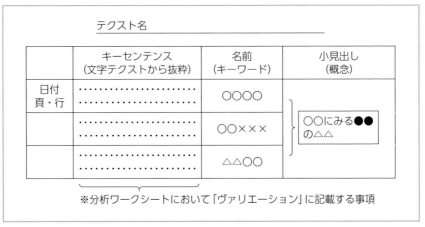

図2　M-GTAの概念化（文字テクストのコード化）ワークシート

　概念化ワークシートが何枚必要になるかは、研究テーマや研究対象によって異なります。研究者自身が、考察対象の文字テクストをすべて読み通し、内容を一定程度把握できたと思われる段階まで作業を続けます。まず、キーセンテンスを抽出し（左欄をタテ方向にすべて埋めていきます）、次にどのようなセンテンスが多いかなどの全体動向がわかった段階で、中央の各欄に「名前（キーワード）」をつけていきます。それが一段落したところで、同じようなもの（「名前」）をまとめ、右欄にそれらの共通性を示す「小見出し（概念）」をつけていくという作業手順が最も効率的でしょう。

　一連の作業において重要なのは、「作業のための作業」に陥らないよう、すなわちルーティン化してしまわないよう細心の注意を払うということです。各々の手続きを進める中で、常に「この判断で間違っていないかどうか」を確認・点検しながら作業を進めます。これはコラム2でも述べたように、取り組んだ質的アプローチの研究成果が表面的な理解に留まったり、内容の薄い研究のパターンに陥ったりしないためにも重要なことです。

　例えば、これらの作業を行う際は、何も考えずに機械的に手を動かすことや、「都合の良い解釈」、「誤魔化し」をできる限り排除し、次のような自問自

コラム2　質的研究の「質」をめぐる課題

　佐藤は、「質的研究ブーム」の中で、研究のクオリティをめぐる問題が浮上していることを問題視し、「雑な（薄い）記述」の例を7つのタイプに分類している。
① 　読書感想文型
② 　ご都合主義的引用型
③ 　キーワード偏重型
④ 　要因関連図型
⑤ 　ディテール偏重型
⑥ 　引用過多型
⑦ 　自己主張型
　そのうえで、質的研究方法に基づく論文や報告書の記述がより「分厚い」ものになるために満たすべき条件として、次の5点を挙げている。したがって、質的研究の最終段階では、これらの条件をクリアできるような水準の研究成果としてまとめることが望ましい。
① 　一つひとつの記述や分析が、単なる個人的な印象や感想だけではないデータを含み、しっかりとした実証的根拠に基づいてなされている。
② 　複数のタイプの資料やデータによって議論の裏づけがなされている。
③ 　具体的なデータと抽象的な概念ないし用語との間に明快な対応関係が存在する。
④ 　複数の概念カテゴリーを組み合わせた概念モデルと、具体的なデータとの間にしっかりした対応関係が存在しているだけでなく、それについて論文中でもきちんとした解説がなされている。
⑤ 　議論や主張の根拠となる具体的なデータが、論文や報告書の叙述中に過不足なく盛り込まれている。

※参考　佐藤郁哉：「質的データ分析法─原理・方法・実践」，新曜社 (2008).

答を欠かさずに一つひとつを丁寧かつ慎重に行います。

- 抽出したキーセンテンスは、「問い」に照らして適切なものか？
- 「名前」は、このキーセンテンスの意味内容を的確に表すものとなっているか？
- 「名前」のグルーピングに無理や誤解、過大解釈はないか？
- 小見出しは、各々の「名前」を取りまとめて代表させるのに適切な文言や表現となっているか？

③ 　分析ワークシートの作成

　次に、概念化ワークシートの記載内容に基づいて、さらなる概念化の作業に取り組むための分析ワークシート（図3）に進みましょう。

概　念　名 (小見出し)	
定　　　義 (分析者の解釈)	
ヴァリエーション (本概念がどんな文脈で登場するかの具体的事例)	
理論的メモ (意図・気づき・考察など関連情報)	

図3　分析ワークシート

※木下案[6]を元に筆者作成。

　まず、図2（p.48）の概念化ワークシートの右欄「小見出し（概念）」欄に注目します。「小見出し（概念）」が3つ記入されていれば3枚、5つ記入されていれば5枚というように、1概念に1枚の目安で分析ワークシートを用意します。

　そして、分析ワークシートの「概念名」欄に、「小見出し（概念）」を一つひとつ丁寧に記入していきます（「小見出し（概念）」が複数ある場合は、分析ワークシート1枚ずつに記入します）。また、「定義」欄には研究者であるあなたが、この「概念」をどのように簡潔に説明できるかを考え、自身の解釈を自分なりの言葉で書き込みます。うまく「定義」できない場合には、次の作業を先行しながら考えを深め、最後に記入してもかまいません。

[6]　木下康仁：「グラウンデッド・セオリー・アプローチの実践　質的研究への誘い」, 弘文堂 (2003).

次に「ヴァリエーション」欄を記入します。この欄には、当該の概念が文字テクストの原稿の中のどんな文脈で登場するのかという具体的事例を記入します。すなわち、概念化ワークシートに抜粋しておいた文字テクスト中の「キーセンテンス」を、この欄に転記していく作業ともいえます。

　最後に「理論的メモ」欄には、この概念を選んだ意図や自らの定義の補足説明、作業を行う中での気づき、ヴァリエーションを概観しての考察など、関連情報を記入しておきます。この欄の記載内容は、その後のデータ分析や構造理解、暫定モデルの作成、これらを手がかりとした仮説の生成など、一連の理論化への作業を進めていく際に役立つヒントや示唆を与えてくれるものとなります。

■第5段階：関心相関的理論構築　→　仮説・理論の生成、モデル化

　最終段階では完成した分析ワークシートをベースに、常にデータと研究者の関心や「問い」とを双方向に何度も行き来し、相互作用のプロセスの中から徐々に「理論」（構造・モデル・仮説）を構築していきます。ここでは「概念化」を通して生まれた複数の概念の関係性を確認しながら、暫定モデルを作ります。

　図4にあるように、まず、類似した「概念名（小見出し）」同士をより大きなカテゴリーとしてグループ化し、異なる概念同士の関係性は、矢印などを使って表します。この作業から、リサーチクェスチョンに基づいて選択された研究対象の全体像がどのような構造になっているのか、「見える化」されていくことになります。

　ここで生み出された暫定モデルはまだ粗削りですが、思考が整理され、今後の作業見通しが立つようになります。また、暫定モデルの諸側面はその後、分析ワークシートの一つひとつの項目を確認する中で検討・検証していく必要があります。図4に示したようなプロセスを経て、暫定モデルは改善・洗練されていきます。このようにして完成したモデル全体が、M-GTAのデータに基づいて生成された「理論」（grounded theory）を形成していくのです。

　図4を例に改めてプロセスを示します。共通／類似した概念をいくつかまとめ、それぞれに中見出しを付けます。ここでは、A〜Iの各概念が、3つの大きなまとまりに整理されています。さらに、この3つのグループにつけた中見出し同士（X・Y・Z）が互いにどのような関係にあるのかを、各概念同士の関係

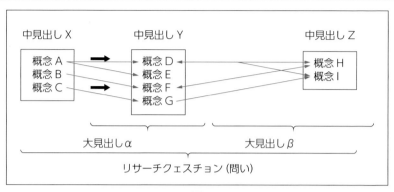

概念 A～C には、共通性と類似性がある　⇒　中見出し X としてまとめられる
　→　本当に共通性と類似性を指摘できるか？　　　→　本当にまとめて良いか？

同様に、概念 D～G には、共通性と類似性がある　⇒　中見出し Y としてまとめられる。
　→　本当に共通性と類似性を指摘できるか？　　　→　本当にまとめて良いか？

さらに、概念 H、I には、共通性と類似性がある　⇒　中見出し Z としてまとめられる。
　→　本当に共通性と類似性を指摘できるか？　　　→　本当にまとめて良いか？

概念 A～I を大別すると、X と Y と Z とに分けられる。
　→　本当にこの 3 種類か？

この全体構造とプロセスは、α (X→Y)、および β (Y→Z) ないし (Y↔Z) に大別される。
　→　本当にこのように断言できるか？

ゆえに、本リサーチクェスチョンの回答は…

> α と β という 2 つの連結体／プロセスで構成されるものと考えられる。
> このうち、α は…、β は…

理論化の作業　→　学会発表・学術論文へ

図 4　概念の暫定的モデルと理論化の例 (筆者作成)

52

性を丁寧に見ながら検討していきます。そのうえで、XからYに至る範囲を大見出しα、YからZに至る範囲を大見出しβと名付け、各々の特徴や内容構成、関係性を捉えながら、当初の「問い」（リサーチクェスチョン）への回答を、どのような形でまとめることができるのかを考えていきます。このプロセスないし道筋を、文脈に即してわかりやすく文章化したものが「理論」です。

　こうして構築された「理論」は、先行研究や関連する参考文献などをしっかりとふまえつつ、ブラッシュアップを重ねていけば学会発表も可能になります。さらには、学術論文の執筆も視野に入ってくるでしょう。

4 質的研究における研究倫理の問題

(1) 研究対象・調査協力者への倫理的配慮

　第1章でも述べたように、質的研究の多くは、客観的事実を積み重ねただけでは全体像や本質を捉えるのが難しい対象、すなわち、心的なあり方などの人間の内的世界に迫ろうとするもので、それは個人によって相違や「ずれ」が生じる、物事や経験の主観的理解および解釈、ないしそれらの意味付けや相互の関連づけの仕方など、認識論的な意味世界へ共感的に足を踏み入れていく過程ともいえます。

　質的研究において収集されるデータには、主にインタビュー（面接や聴き取り調査）などの言語記録のほかに、観察記録や映像記録等が用いられます。研究対象となる個人や集団の話を詳細に聴く、または個人や集団の営みを詳細に観察することを通し、収集した内容を逐語記録に起こした資料がデータとして用いられることになります。豊満なデータにより、個人や集団の体験世界やその意味を浮き彫りにするということこそが質的研究の奥義といえます。

　質的研究におけるデータには、研究対象に関する多くの個人情報が含まれます。個人情報の保護、プライバシーの侵害を含め、十分な配慮が求められることはいうまでもありません。また質的研究におけるデータは、インタビューや観察といった直接的な関わり、つまり、研究参加者を通して収集されます。研究テーマによっては、研究参加者の体験世界やその背景因子について語ってもらうことになります。例えば、研究参加者自身が自らを取り巻く環境や事象を

どのように解釈しているのか、それはどのような経験や契機によって変容した（する）のかなどです。研究者の思いもよらない質問を発端に、「語る」という行為を通して気持ちが整理されたり、一方で、本来の自分と直面化して落ち込んだりなど、身体的な侵襲はないものの、心理的、社会的には侵襲性があることをふまえて取り組む必要があります。

　さらに、データ分析の過程においては、研究者だけがデータを分析するのではなく、解釈の段階では研究参加者にも加わってもらうことが望ましいといえます。研究者の思い込みによる事実の誤認、ニュアンスの差は起こり得るものという前提で、研究参加者の認識を確かめながら結果に繰り返し反映させ、一致させていくことが妥当性を担保するうえでも必要です。研究参加者の認識や思いに「ずれ」が生じないような配慮も極めて重要となります。

　以上をふまえると、質的研究における研究倫理への配慮は、研究参加者を尊重し、その権利を守ることと同時に、研究の質そのものを担保することにつながります。質的研究における倫理的配慮について十分に検討したうえで、どのようなインフォームド・コンセントの手続きが適切なのかを熟慮し、取り組む必要があります。

1) インタビューなど、言語記録に伴う倫理的問題

　個人や集団を対象に行われるインタビュー（面接や聴き取り調査）は、対象者に問いを投げかけ、その問いに対する自分の思いや考えをじっくりと引き出し、言語化を促していく方法で行われます。特に集団を対象とする場合には、互いの発言が刺激となり、それぞれの意見が形成されることもあるため、その過程そのものが観察の対象となることもあります。研究参加者が研究者に対し、自分の語りを活かしてくれるような存在であると信頼を寄せ、自分の語りが研究として意義のあるデータとなり、社会に有益をもたらすという認識がもてるような関係構築を目指して努力する姿勢が重要です。また、研究参加者が安心して話しやすい雰囲気や環境を設定する等、語りを無理矢理に引き出さないような配慮も必要です。

　研究参加者によっては、自分の内面世界を言語化することに苦慮するときもあります。あるいは研究者との相互作用により、自分自身の考えが整理される

一方で、落ち込む、自分を責めてしまうなどの感情体験をすることもあります。研究参加者の内面を深く掘り下げ、引き出していく過程においては真摯に向き合い、研究参加者の感情の動きを敏感に察知できるような姿勢をもって取り組む必要があります。

　なお、研究参加者がこれ以上の言語化に限界を感じた場合には、ただちに中止できる権利を、また、研究への参加に拒否を示した場合には、研究への参加の意思を撤回する権利を保障する必要があることも忘れてはいけません。

2) 観察するという行為に伴う倫理的問題

　研究参加者が研究者により観察されるという体験は、何らかの評価につながると感じる、緊張する、違和感を持つといった経験になると考えられます。研究者は、研究参加者にとって場の空気、雰囲気が変わることなく、気に障らない状況を作れるでしょうか？　研究者には、研究参加者の気持ち、気分、感情といった心理的負担を減らすような配慮が重要です。観察するという行為を伴う研究に着手する際には、あらかじめ、研究者自身のふるまいについても検討のうえ、進める必要があります。

　観察するという行為を伴う研究において得られる情報としては、ふるまい、人となり、表情、発言、行動といった生の記録がフィールドノートに記述されます。そこで、フィールドノートに記述された内容が研究参加者本人の意思、思いと一致しているかどうか、確認できるような配慮が求められます。また、研究者自身の態度、ふるまいに問題はないか、研究者自身の言動が与える影響についても自己洞察し、フィールドノートに残しておくべきです。研究者には観察するという行為がその場を荒らさず、倫理的に問題のない態度なのかどうかを常に考慮する姿勢が求められます。

　観察するという行為を伴う研究よっては、記録媒体への録画、録音をすることもあります。その場合には、録画、録音された内容について、研究の目的以外には使用しないことを研究参加者に約束する必要があります。そもそも、研究参加者が録画、録音されることを拒否することもあるかもしれませんが、その場合も拒否する権利は保証されるべきです。いずれにしても、録画、録音などの目的、記録された媒体の管理、保存期間と廃棄については、十分なイン

フォームド・コンセントを行う必要があると同時に、研究に使用することが妥当かどうか、あらかじめ十分に検討しておくことが必要不可欠です。

(2) 個人情報の保護

　2015年9月に、個人情報の保護に関する法律（いわゆる個人情報保護法）が改正され、それに伴って医学系研究における指針やガイドラインの改正も進められました。

　「人を対象とする医学系研究に関する倫理指針」（倫理指針）では、個人情報とは生存する個人に関する情報であって、「当該情報に含まれる氏名、生年月日、その他の記述等に記載され、若しくは記録され、または音声、動作その他の方法を用いて表された一切の事項により特定の個人を識別することができるもの」および「個人識別符号が含まれるもの」とされています。さらに倫理指針では、要配慮個人情報として「本人の人種、信条、社会的身分、病歴、犯罪の経歴、犯罪により害を被った事実その他本人に対する不当な差別、偏見その他の不利益が生じないようにその取扱いに特に配慮を要する記述等が含まれる個人情報」が規定されています。

　個人や集団を対象として行われる面接や聴き取り調査においても、観察するという行為を通して行われる調査においても、研究参加者を特定できない形に加工することは可能です。個人情報を漏洩しないことはもちろん、万が一、漏洩した場合でも研究参加者へ危害が及ばないように、匿名化の加工をすることは必要不可欠な作業です。

　また、倫理指針では、個人情報を適切に取り扱うための措置として、研究組織から独立した個人情報管理者の設置、研究で扱う資料等の保存、保管、管理の徹底等の自主的な努力も求めています。しかしながら質的研究において、研究参加者へ直接的にインタビューや観察等を行う研究分担者、あるいは逐語録を作成する研究分担者については、匿名化処理を施したとしても個人の特定ができてしまうことは否めません。なお、それ以外の研究分担者については、匿名化処理が施された資料等を用い、個人が特定されるデータは保持しないなどの情報管理が必要となります。

参考文献

1) 佐藤郁哉：「質的データ分析法―原理・方法・実践」，新曜社 (2008).
2) 木下康仁：「グラウンデッド・セオリー・アプローチの実践　質的研究への誘い」，弘文堂 (2003).
3) 木下康仁：「ライブ講義M-GTA―実践的質的研究法　修正版グラウンデッド・セオリー・アプローチのすべて」，弘文堂 (2007).
4) 抱井尚子：「理論からストーリーへ―構成主義的グラウンデッド・セオリー法とは―」，青山国際政経論集94，43-71 (2015).
5) 戈木クレイグヒル滋子：「グラウンデッド・セオリー・アプローチ入門」，小児保健研究 72 (2)，194-197 (2013).
6) 戈木クレイグヒル滋子：「グラウンデッド・セオリー・アプローチ　理論を生みだすまで 改訂版」，新曜社 (2016).
7) 西條剛央：「ライブ講義　質的研究とは何か (SCQRMベーシック編)」，新曜社 (2007).
8) 西條剛央：「ライブ講義　質的研究とは何か (SCQRMアドバンス編)」，新曜社 (2008).
9) 大谷　尚：「質的研究とは何か」，薬学雑誌137 (6)，653-658 (2017).
10) 大谷　尚：「質的研究とは何か―教育テクノロジー研究のいっそうの拡張をめざして―」，教育システム情報学会誌25 (3)，340-354 (2008).
11) 大谷　尚：「質的研究の考え方―研究方法論からSCATによる分析まで―」，名古屋大学出版会 (2019).
12) 田代志門，藤原康弘：「個人情報保護改正と研究倫理指針―『学術研究の用に供する』とは」，日本小児血液・がん学会雑誌54 (5)，279-286 (2017).
13) 尾藤誠司 (著)，福原俊一 (監修)：「臨床家のための臨床研究デザイン塾テキスト9　いざ，倫理審査委員会へ～研究計画の倫理的問題を吟味する～第2版」，認定NPO法人健康医療評価研究機構 (2012).
14) 玉腰暁子，武藤香織：「医療現場における調査研究倫理ハンドブック」，医学書院 (2011).
15) 文部科学省研究振興局長，厚生労働省大臣官房長,医政局長：「人を対象とする医学系研究に関する倫理指針」(平成26年12月22日26文科振第475号，厚生労働省発科1222第1号，医政発1222第1号).
16) 文部科学省研究振興局長，厚生労働省大臣官房厚生科学課長：「疫学研究に関する倫理指針」(平成14年6月17日14文科振第123号，科発第0617001号).
17) 厚生労働省医政局長：「臨床研究に関する倫理指針」(平成15年7月30日医政発第0730009号).

コラム3　質的研究の思想史的系譜―さらに関心ある読者へ

　現在、多分野で注目される質的研究は、社会学、人類学、教育学、社会福祉学、コミュニケーション論、心理学、歴史学、組織論、医学などにおいて、それぞれに「独自の歴史」をもっている。北米における質的研究の歴史を7つの時期区分で跡づけたデンジンらは、「質的研究は、長く輝かしい、しかし時には苦痛に満ちた歴史を綴ってきた」と表現している。

　質的研究の歴史は、近代社会科学が自己の使命を「社会のパターン化した行動とその社会過程を分析し理解すること」においたことに端を発する。すなわち、社会科学者は、自らが社会を客観的に観察する力をもっていることを前提に研究を開始し、質的研究の (各) 方法は、そうした観察のための主要な道具として

生み出された。そして、その有効な手だてとして使われるようになったのが、一定の社会的・文化的・言語的・個人的文脈における研究者の経験と観察を言語化した「エスノグラフィー」(民族誌)である。

　北米での研究史を見る限り、質的研究の対象となってきたのは、「他者(the other)」である。例えば、17世紀から19世紀には、植民地主義を背景に「他者」としての「異文化の非白人」が、19世紀から20世紀初頭には、「他者」としてのアメリカインディアンが、20世紀初めから1960年代には、「他者としての市民(civic other)」すなわちアメリカ移民が、20世紀半ばから1980年代には、「他者」としての少数人種や少数民族、すなわちエスニシティや同化の研究が盛んになってきたというようにである。

　このような動向の中で、多くの質的研究者たちが「研究対象者自身が、その生活経験に付与する意味を解き明かしながら、研究者自身の観察を正確に記録する方法」を学問横断的に探求しようとしてきた。この方法は、研究対象となる人が口頭や文書で示した「主観的な意味表出」を信頼し、研究者が客観的分析を行うというもので、「個人の内面生活をのぞき込むための窓」ともみなされていた。

　このような研究の捉え方は、1990年代以降のポスト構造主義とポストモダニズムが、「個人の内面生活をのぞき込むことのできる曇りのない窓など存在しないという理解」を生み出したことで一変した。いかなる観察も、言語、ジェンダー、社会階級、人種、エスニシティなどのレンズによって、常にフィルターがかけられており、どんなに優秀で熟練した研究者であったとしても、純粋な客観的観察というものはあり得ないというのである。現代の質的研究者は、この中で自らを正統な観察者としてではなく、「対象者の環境や生活世界に対する新参者」、「参与観察者」、「市民兼学者」と位置づけを見直しつつ、研究に取り組むことを求められている。

　そこにあるのは、「観察者と被観察者の世界および両者の関係において社会的に状況づけられた観察」だけである。研究対象者が提供できるのは、自らの行為内容とその理由についての説明であり、「語り(ナラティブ)」のみである。また、質的研究においてはどんなものであれ、「単一の方法では、進行中の人間経験の微妙な変化のすべてを捉えることはできない」との認識も共有されるようになった。

　したがって、質的研究に携わる者の仕事は、一つの精選された完璧な方法を使うことで完璧な研究成果を出すことではない。むしろ、有効性と妥当性の高い研究アプローチを吟味しながら選び取り、より信頼性や精度の高いものへと入念に磨き上げながら、適切な組み合わせや段取りで研究を実施することを通して、研究対象とする世界の実態や実相に、より一層リアルに迫れるように取り組むことなのである。

参考文献
　1)N・K・デンジン，Y・S・リンカン(平山満義(監修)、岡野一郎，古賀正義(翻訳)):「質的研究ハンドブック」第1〜3巻、「序章　質的研究の学問と実践」、北大路書房(2006).
　2)N・K・デンジン，Y・S・リンカン(平山満義(監修)、岡野一郎，古賀正義(翻訳)):「質的研究ハンドブック」第1巻、アーサー・J・ヴィディッチ，スタンフォード・M・ライマン:「第1章　質的方法:社会学と人類学の歴史」、北大路書房(2006).

多様な研究事例と
応用例

本章のポイント

- 本章では、いくつかの具体的な研究事例の段取りと手順について、第2章で解説したプロセスに沿って見ていきます。以下、観察記録に基づいた研究事例、自由記述に基づいた研究事例、ポートフォリオに基づいた研究事例、インタビューデータに基づいた異なる2つの研究事例を取り上げていきます。

1 観察記録に基づいた研究事例

昭和大学薬学部社会健康薬学講座社会薬学部門
岸本桂子

　本事例は、論文「OTC内服薬テレビCMの物語構造と内包するメッセージ—質的分析によるアプローチ—」[1]を、本書の編集方針に合わせてM–GTAの手法に統一して掲載するものです。同論文では、戈木クレイグヒル版GTAの手法を参考に[2],[3]、プロパティ及びディメンションの抽出によりコード化を行っていますので、本書への掲載に当たり、第4段階以降は、M–GTAの考え方に基づき新たに分析し直し、改変して記載しています。なお、筆者は、本研究の課題において取り扱ったテレビCMは、インタビューと比べて、意味内容を豊富に含む記述が得られにくく、また、社会的相互作用を含むプロセスを明らかにすることが目的ではないことから、M–GTA以外の手法による質的分析が適していると考えています。

第1段階　関心の探索的明確化 ——事例の選定・リサーチクェスチョンの明確化

1　「問い」(リサーチクェスチョン)を立てる

　テレビで流れる市販薬のコマーシャル(以下、CM)は、15秒、30秒と非常に短いですが、その間に、具合が悪い登場人物の症状は、市販薬の登場後に必ず完全に改善・解消されます。薬剤師である私にとっては、とても不思議な物語です。マーケティングの観点からはこの物語構造は妥当なのでしょうが、薬学的観点から見ると消費者に誤解を与えかねない内容であり、適切とは言えません。しかし、消費者が市販薬について教育を受ける機会はほとんどないため、誤解が解消されないまま市販薬を使用していくことになります。

　CMの物語が発信するメッセージやイメージは、ブランド選択といった購買

行動のみならず、市販薬に対する過剰な期待による使用行動、健康の捉え方や病気を治療し、健康を保つ手段に対する考え方などにも影響を及ぼす可能性があります。そのため、筆者は、テレビCMが消費者のセルフメディケーションやセルフケアの行動に及ぼす影響を量的に評価する必要があると考えました。しかし、これまで、薬学的観点から市販薬のCMの物語構造や内包するメッセージを明らかにした研究はありませんでしたので、まず、CMの映像について質的に分析することにしました。

　本研究におけるリサーチクェスチョンは、薬学的観点から市販薬のCMの物語構造や内包するメッセージが消費者にどう受け止められ、どんなメカニズムで購買行動に結びつくのかを明らかにすることです。そこで、前提となるCMの物語構造やメッセージ自体に注目することにしました。

2 事例を選択する

　市販薬といっても、水虫薬や筋肉痛の貼り薬・塗り薬などの外用薬、風邪薬や胃腸薬といった短期に効果を現す内服薬、ビタミン剤や滋養強壮薬など長期的に使用する内服薬などさまざまなものがあります。目的やゴールが異なる製品を同時に分析すると、明らかにしたい物語構造や内包するメッセージが見えにくくなることが予測されました。そこで、一般的な市販薬として多くの人が想像する風邪薬や胃腸薬といった短期に効果を現す内服薬に事例を絞ることにしました。

第2段階
関心相関的データ構築——データの収集法

　本研究では量的研究に向けて、市販されている内服薬テレビCMの物語構造と内包するメッセージを一般化できるよう明らかにすることが目的のため、1年間に放映されるすべてのテレビCMを分析対象とすることにしました。

　テレビCMの収集には、全放送局の番組およびCMの1週間分を録画することができ、キーワード検索により映像の抽出が可能であるSPIDERPRO®を用

いました。2013年4月1日から2014年3月31日の1年間に民放5局（日本テレビ放送網、テレビ朝日、TBSテレビ、フジテレビジョン、テレビ東京）で放映された映像の録画データから、キーワード「薬」を用いて検索を行い、内服薬のテレビCMを抽出しました。さらにCM製品の添付文書を調べ、「相談すること」に記載された服用期間が2週間未満のものを抽出しました。

第3段階
関心相関的テクスト構築──データの加工法

　文字テクスト化では、登場人物の台詞、ナレーション、登場人物の特徴、表情や仕草といった行動、背景、テロップ、効果音を記述しました。例えば、「エレベーターに6名（男性4名、女性2名）のスーツを着た人が乗っている中、眼鏡をかけスーツを着た男性（主人公）が苦しげな表情を浮かべ咳き込み、喉を押さえる（咳をした瞬間、周りのスーツを着た人々はあからさまに嫌な顔をする）。男性の隣に金色の縁で囲まれた三角形の窓が現れ、窓枠から赤い服を着た女性が上半身をのぞかせ、首をかしげ『のどかぜ？』と問いかける（枠の下部に台詞と同じテロップ）」のように記述しました。CMを見直さなくても映像が想像できるように細かく記述するよう心掛けました。

第4段階
関心相関的分析ワークシート作成 ──データの整理法

1 データ整理の作業イメージ

　第3段階の項で例示した記述は、1秒間の映像の内容です。テレビCMは、短い時間の中で次々と場面が変わり、多数のメッセージが発信されます。つまり、短い1場面に少なくとも一つの、あるいは複数の概念が含まれると考えられます。そこで、今回の分析では、エクセルの1セルに1場面の映像内容をスラッシュで区切りながらテクストを整理していきました。第3段階で例示した記述の場合、スラッシュの部分で2つのセルに分け、次のように記述しました。

　エレベーターに6名（男性4名、女性2名）のスーツを着た人が乗っている中、眼鏡をかけスーツを着た男性（主人公）が苦しげな表情を浮かべ咳き込み、喉を押さえる（咳をした瞬間、周りのスーツを着た人々はあからさまに嫌な顔をする）。／男性の隣に金色の縁で囲まれた三角形の窓が現れ、窓枠から赤い服を着た女性が上半身をのぞかせ、首をかしげ「のどかぜ？」と問いかける（枠の下部に台詞と同じテロップ）。

2 概念化ワークシートによる、文字テクストのコード化

　今回の分析データであるCMは、作成者が「ある意図」を場面ごとに表現し、映像を作成しています。そのため、インタビュー内容の分析に比べて、比較的コード化の作業は行いやすかったと思います。

　テクストから印象的なキーセンテンスを抽出し、客観的に名前（キーワードを）を付けていきます。第3段階で例示した記述の前半「エレベーターに6名（男性4名、女性2名）のスーツを着た人が乗っている中、眼鏡をかけスーツを着た男性（主人公）が苦しげな表情を浮かべ、咳き込み喉を押さえる（咳をした瞬間、周りのスーツを着た人々はあからさまに嫌な顔をする）」は、下線部分がキーセンテンスであると考え、「症状による苦痛の発露」と名付けました。記述の後半「男性の隣に金色の縁で囲まれた三角形の窓が現れ、窓枠から赤い服を着た女性が上半身をのぞかせ、首をかしげ『のどかぜ？』と問いかける（枠の下部に台詞と同じテロップ）」は、下線部分がキーセンテンスであると考え、「症状を訴える者が苦痛を感じる具体的な状況をアピール」と名付けました。的確な名前となっているか、何度も何度もキーセンテンスを見直して修正を繰り返します。

　今度は、付けた名前を見比べて、類似した名前を集め、小見出しを付けていきます。また、今回の分析では、同じ薬効群内で類似した概念が見出されることが予測されたため、薬効群ごとにコード化を行い、最終的に全薬効群についてデータの統合を行うこととしました。

表1 **概念化ワークシート**

	キーセンテンス （文字テクストから抜粋）	名前 （キーワード）	小見出し （概念）
CM2	笑顔を浮かべながら ぐっすりと眠って	安らかな心地よさ	
CM28	白い服 突き上げていた両腕を引き 満面の笑顔 両手でガッツポーズ 「よしっ」	製品に満たされた 喜び	苦しみからの解放が もたらす喜び
CM52	「良かったぁ～」 解放された安堵の表情 竜が天へと帰っていく 手を振っている	服薬後に訪れる開 放的な爽快感	
CM84	「効いた」 白い背景 白い服 微笑を浮かべた女性 軽やかな足取りで歩いていく	服薬後に訪れる開 放的な爽快感	
	以下省略		

3 分析ワークシートの作成

　概念（小見出し）とヴァリエーションを見比べ、概念がヴァリエーションを
的確に表現できているか確認します。そして、概念を簡潔に説明できる定義を
作成します。

表2　分析ワークシート

概念名 (小見出し)	苦しみからの解放がもたらす喜び
定義 (分析者の解釈)	症状改善の実現によりもたらされる心身の快感、快調または健康を暗示するメッセージ
ヴァリエーション	
CM2	女性は笑顔を浮かべながらベッドでぐっすりと眠っており、映像がぼやけると商品が現れる（下部に効能が表示される）。
CM33	画面両端に女性1と女性2が立っており、白い服のみを着た女性2は突き上げていた両腕を引き、満面の笑顔で両手でガッツポーズを作り、「よしっ」と言う。
CM51	男性が目をつむり解放された安堵の表情を浮かべ笑みを浮かべながら「良かったぁ〜」と言い、目をあけると、竜が天へと帰っていく光景が現れ、男性が帰っていく竜へと手を振っている。
CM84	「効いた」というナレーションの中、白い背景、白い服を着て微笑を浮かべた女性が画面左から右へ軽やかな足取りで歩いていく。
以下省略	
論理的メモ (意図・気づき・考察など関連情報)	製品の登場した後すぐに見られる場面である。そのため、市販薬の服用と症状改善に因果関係があるような誤解や、すぐに効果が発現するような誤解を与える描写である。また、市販薬は対症療法であるが、完治をイメージさせる描写である。

第5段階　関心相関的理論構築 ──仮説・理論の生成・モデル化

　類似する概念を集め、これらを表現する見出しを付けていきます。図では、概念は点線の四角内に、中見出しは実線の四角内に記載しています。今回の分析データであるCM映像には時間の流れがあるため、時間軸で並べています。

　多くのCMは、視聴者の関心を引く【物語への誘引】や【症状の改善願望の触発】によって物語を始め、【製品購入を促す働きかけ】に終着していました。【製品購入を促す働きかけ】に説得力を持たせるために、【症状の改善願望の触発】、【製品が持つ魅力の強調】、【特効薬としての製品の存在】、【製品が生み出す幸福な気持ち】を視聴者に伝えていました。これらの要素は順番や回数を問わず現れ、【製品購入を促す働きかけ】に向けた物語を構成していました。

図　**概念の暫定化モデルと理論化**

成果のとりまとめ──研究をどう活かすか

　質的分析により、OTC内服薬テレビCMの物語構造と内包するメッセージが明らかとなりました。同時に、消費者がこの物語構造に触れることにより、どのようなメッセージを受け取る可能性があるのか、そこでどのような誤解が生ずる可能性があるのかを推測することが可能となりました。薬局やドラッグストアにおいて消費者は、薬剤師に相談することなく市販薬を購入することができます。薬剤師は、消費者からの相談対応および効能効果や用法用量といった服薬情報を提供することを中心的な業務としています。本分析から、市販薬を指名買いする消費者に対して積極的に声掛けを行い、市販薬およびセルフケアに対して誤った認識に基づき行動していないか確認し、是正につながる支援

を行う必要があることも示唆されました。

　リサーチクェスチョンの後半部分、すなわちメッセージの受け手である消費者が実際にどのように認識しているか（行動しているか）を明らかにするのが次の課題です。今回の質的分析結果に基づき、さらなる質的（量的）調査を行い、今後は薬剤師が販売時に確認すべき具体的内容や教育資材の開発などの実践的方向で、研究を展開していくことになります。

参考文献
1) 岸本桂子，大渡康平，福島紀子：「OTC内服薬テレビCMの物語構造と内包するメッセージ—質的分析によるアプローチ—」，社会薬学，37(1)，38-44(2018).
2) 戈木クレイグヒル滋子：「グラウンデッド・セオリー・アプローチ概論」，KEIO SFC JOURNAL，14(1)，30-43(2014).
3) 戈木クレイグヒル滋子（編集）：「質的研究法ゼミナール第2版　グラウンデッド・セオリー・アプローチを学ぶ」，74-199，医学書院(2013).

2 自由記述に基づいた研究事例

昭和大学薬学部社会健康薬学講座社会薬学部門

岸本桂子

　本事例は、もともと質的・量的分析を組み合わせた混合研究法（トライアンギュレーション）を用いてまとめた研究[補注]の一部を、本書の編集方針に合わせてM-GTAの手法に統一して掲載するものです。よって、第4段階以降は、M-GTAの考え方に基づいて新たに分析し直し、改変して記載しています。なお、本研究ではweb調査により得た自由記述内容が質的データとなりますが、薄い記述であり、社会的相互作用を含むプロセスや意味内容を豊富に含むものではありません。本事例は、M-GTA以外の方法による質的分析の方が適していると考えられます。

補注　本事例の基盤となる研究「国民の院外処方賛否に関する評価の視点―混合研究法を用いて―」[1]は、論文では質的データの分析を質的内容分析で行い、概念の整理には、医療・介護におけるサービスの品質の項目（「結果品質」、「過程品質（患者の経験）」、「道具品質（構造・システム）」、「費用（金銭的費用）」）[2]~[4]を用い、既存の理論的枠組みを前提に演繹的なアプローチを行いました。また、本研究では、研究課題をより深く理解するため、質的・量的データの収集を並列的に、分析を独立的に行い、質的分析または量的分析で得られた結果を比較または関連させ、包括的な理解を試みる混合研究法の収斂デザインを採用しました。

第1段階　関心の探索的明確化 ——事例の選定・リサーチクェスチョンの明確化

1　「問い」（リサーチクェスチョン）を立てる

　2015年頃、医薬分業を非難する世論の声が強くなりました。医薬分業とは、医師が患者に処方箋を交付し、薬局において薬剤師がその処方箋に基づき調剤を行い（いわゆる院外処方）、医師と薬剤師がそれぞれの専門分野で業務を分担することによって、医療の質の向上を図ることを目指すシステムのことで

す。しかし、医薬分業に対する非難は、薬剤師の薬物療法の安全性への寄与等について理解したうえでなされているか不明でした。そこで、医薬分業のあり方および医薬分業に対する評価の妥当性などを見直す必要があると考えました。

　本研究でのリサーチクェスチョンは、国民の院外処方賛否の意思決定の評価が、どのような観点からなされているかを明らかにすることです。

2 事例を選択する

　本研究に着手する前に、Yahoo! JAPANニュースで行われた医薬分業に関する意識調査「院内処方と院外処方、どちらがいいと思う？」（調査期間：2015年4月18日〜5月8日）へ、Facebookを介して寄せられたコメントの質的内容分析を行いました[5]。しかし、この調査の回答者は院外処方の賛否に対してweb上に意見を述べる行動を実行している者であり、院外処方の賛否に対し、とても明確な意思を有しており、国民の考えを知るには回答に偏りがあると考えられました。そこで、新たに調査票調査を行うことにしました。

第2段階
関心相関的データ構築──データの収集法

　本研究では、質的分析だけでなく、量的分析からも国民の考えを知り、要因を分析することも目的としていました。そこで、偏りのない回答を得るため、回答者属性による割付が可能であるweb調査を行うことにしました。回答者の対象を、医師から処方された薬を薬局で受け取った経験のある20〜89歳の男女とし、国勢調査の性別、年齢（5歳階級）、地域（9区分）のデータを用いて人口動態に基づき割付を設定しました。また、本人が医療関係者（医師・薬剤師・看護師・医療事務）である者、または家族に医療関係者がいる者、本人が医療系学生である者、または家族に医療系学生がいる者は除外することとしました。サンプルサイズは、量的分析から見積もりを行い、2000名としました。ただし、質的データの分析は2000名全員について行うのではなく、実際の経験に基づく国民の考えを明らかにするために、定期的に医療機関を受診し、い

つも薬局で薬を受け取っている430名について行いました。

　調査票調査の自由記述は回答率自体が低く、また、記載量が少なく、十分な質及び量のある質的データを得ることは難しいといえます。一方、web調査の場合は、自由記述欄への回答を必須とする設定や、文字数の下限上限の設定などを行うことができます。本調査では、記入文字数を10文字以上300文字以内と設定しました。

　具体的には、質問1で「医師の診察を受けた際に、病院・クリニック内で薬を受け取る院内処方と、病院・クリニックで処方箋をもらい、薬局で薬を受け取る院外処方があります。あなたは院内処方と院外処方、どちらがいいと思いますか？（二者択一形式：1. 院内処方がいい、2. 院外処方がいい）」と聞いた後に、質問2で「その理由を記載してください（10〜300文字以内）」と尋ねました。

第3段階 関心相関的テクスト構築――データの加工法

　web調査の場合、回答者の回答データがcsvファイルで納品されるため、ダイレクトに文字テクストを得ることができます。

第4段階 関心相関的分析ワークシート作成 ――データの整理法

1 データ整理の作業イメージ

　院外処方に反対の者（58.1％（250名））と院外処方に賛成の者（41.9％（180名））で、意思決定に係る理由が異なると推測されるため、自由記述データを2群に分け、コード化を進めることにしました。

2 概念化ワークシートによる、文字テクストのコード化

　本調査では、1名の記述内容に複数の概念が含まれていることは多くはありませんでした。そのため、大分部の分析データが「記述内容＝キーセンテンス」となりました。

表1　概念化ワークシート

	キーセンテンス （文字テクストから抜粋）	名前 （キーワード）	小見出し （概念）
66	院外処方のほうが病院が必要以上に薬を出して利益を追い求める可能性が少ないと思うから。	利益の為の不必要に多い薬の処方の減少	不必要な薬の処方の抑止
123	薬の出しすぎに対して制限がきく。	過剰な処方の抑止	
360	無駄な処方が、されにくくなる。	無駄な処方の抑制	
467	院内だと点数を上げるため余計な薬を出す医者もいる。	利益の為の不要な薬の処方	
715	院内だと不正がありそうだけど、院外処方だと癒着がなさそうだから。	医師の利益に結び付く処方の減少	
1178	院内だと医者と製薬会社の関係がはっきりしないので。	製薬会社との関係性からなされる処方	
1367	医師が自分で処方するやり方だと不正が心配だから。	医師一人で完結することによる正しくないことの発生	
1567	院内の場合不要な薬を出されるイメージがある。実際はわからないが…。	不要な薬の処方	
	以下省略		

3 分析ワークシートの作成

　概念名は短いものとなるので、コーディングの際に解釈した意味を定義として記録します。また、定義に書ききれない気づいたことや採用されなかった解釈、類似例などを理論的メモに記入します。

　分析では、医師に対する不信感が回答者の背景にあるのではという気づきと、類似しているが異なる概念を論理的メモに記載しました。

表2 分析ワークシート

概念名 (小見出し)	不必要な薬の処方の抑止
定義 (分析者の解釈)	薬局の薬剤師が関与することにより、患者の症状に対して必要のない薬の処方の抑止を期待。
ヴァリエーション	
66	院外処方のほうが病院が必要以上に薬を出して利益を追い求める可能性が少ないと思うから。
123	薬の出しすぎに対して制限がきく。
360	無駄な処方が、されにくくなる。
467	院内だと点数を上げるため余計な薬を出す医者もいる。
715	院内だと不正がありそうだけど、院外処方だと癒着がなさそうだから。
1178	院内だと医者と製薬会社の関係がはっきりしないので。
1367	医師が自分で処方するやり方だと不正が心配だから。
1567	院内の場合不要な薬を出されるイメージがある。実際はわからないが…。
以下省略	
論理的メモ (意図・気づき・考察など関連情報)	症状と合致しない薬の処方といった処方内容の誤りの防止や、重複投与・相互作用・併用禁忌に該当する薬の処方の抑止とは異なる概念である。医師に対し不信感を抱いている可能性がある。

第5段階 関心相関的理論構築
──仮説・理論の生成・モデル化

　院外処方に賛成の意思決定に係る観点として、最終的に13の概念が見出され、類似した概念をいくつかまとめ、「服用薬の安全性・効率性の向上」、「情報の充実」、「院内処方のリスク」、「利便性の向上」、「金銭的メリット」の5つの中見出しをつけました。「服用薬の安全性・効率性の向上」、「情報の充実」、「院内処方のリスク」は、【薬物療法の安全性・効率性の向上】についての内容であり、「利便性の向上」、「金銭的メリット」は、【薬物療法以外のメリット】に関する内容と考えられました。

　一方、院外処方に反対（院内処方に賛成）の意思決定に係る観点として、最終的に7の概念が見出され、類似した概念をまとめ、「服用薬の安全性・効率

性の向上」、「利便性の向上」、「金銭的メリット」の3つの中見出しを付けました。

　院外処方に賛成の意思決定に係る観点は多様であり、【薬物療法の安全性・効率性の向上】に関する多数の観点から意思決定がなされていました。また、院外処方に反対の意思決定に係る観点のほとんどは、【薬物療法以外のメリット】に基づくもので、賛否は異なる観点からなされているように見受けられました。

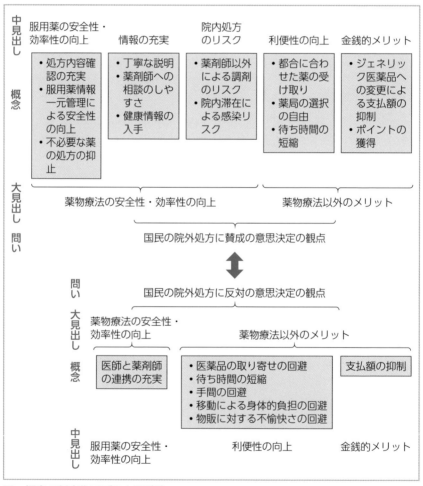

図　概念の暫定化モデルと理論化

成果のとりまとめ——研究をどう活かすか

　医薬分業に対する賛成の意思決定と反対の意思決定では、評価の視点が異なっていることが示唆されました。医薬分業に賛成の意思決定が、薬物療法の安全性・効率性および薬物療法以外の視点に基づいてなされている一方、医薬分業に反対の意思決定では、薬局での薬の受け取りに対する負担感など、主に薬物療法以外の視点に基づいてなされている可能性があります。

　分析の結果により、医薬分業に対する国民の納得を得るためには、薬局が薬物療法の安全性・有効性に寄与していることを、患者が知覚しやすいレベルで伝えることが有用であると示唆されます。例えば、処方内容に問題が無かったとしても、相互作用・重複投薬を確認した旨を患者に口頭で伝えること、薬剤師による副作用のモニタリングの実施において、患者の実感が得られやすい工夫を行うこと、処方内容の変更や検査値の変化に対応した声掛けを患者に対して行うことなどが考えられます。これらは、薬局の薬剤師の行動変容への指針を提供してくれるものです。また、今後は、これらの実践の中で国民の医薬分業に対する意識がどのように変化するのか、実証研究を行うことを検討しています。

参考文献
1）男全恵里花，岸本桂子，福島紀子，櫻井秀彦：「国民の院外処方賛否に関する評価の視点—混合研究法を用いて—」，社会薬学，36（2），78-87（2017）.
2）一般社団法人シルバーサービス振興会.：「介護サービス分野における経営品質の評価指標に関する調査研究事業報告書」（平成20年3月）.
　　※ http://www.espa.or.jp/surveillance/h19_05report.html（2017年4月6日アクセス）
3）近藤隆雄：「サービス・マネジメントとは」，日本看護管理学会誌，3（2），14-20（1999）.
4）近藤隆雄：「サービス品質の評価について」，経営・情報研究，4，1-16（2000）.
5）中村友真，福島紀子，山浦克典，岸本桂子：「院外処方の賛否に対する消費者の意思決定に関わる認知」，社会薬学，34（Suppl.），64（2015）.

3 ポートフォリオに基づいた研究事例

昭和大学保健医療学部保健医療学教育学

榎田めぐみ

　本事例は、IPE（interprofessional education）による系統的、段階的な卒前のチーム医療学修カリキュラムの最終段階に位置する学部連携病棟実習を対象とするものです。論文では、その学修成果が収められたポートフォリオをTA（thematic analysis）[補注]の手法に沿って分析し、学生が身につけた能力を抽出することを目的としています。ここではその研究の一部を本書の趣旨に合わせ、M‒GTAの手法に統一して掲載します。

　M‒GTAの特徴は、豊満なデータに基づく理論（説明モデル）の生成にあります。明らかにしたいことに関する内容を豊富に含んだ適切なデータを基に分析を進め、単なるデータの要約にとどまらず、データから概念を抽出し、概念同士を関連づけ、理論を生成することを目指した研究手法です。

　なお、本研究は、学生の省察によりポートフォリオ上に記載された内容を質的データとして用い、理論的飽和（データをそれ以上増やしても新たな概念などが得られなくなった段階）に至るまで分析対象を増やして分析を進めたものの、学生の思いや考えの意味、そう考えるに至った経緯、きっかけなどを丁寧に聴き取り収集した豊満なデータではないということをあらかじめお断りしておきます。

補注　TAという手法は、他の質的分析手法と同様に、さまざまなバージョンが存在します。中でも、ボヤッィス（Boyatzis, 1998）によるTAは、質的研究におけるコーディングの方法だけではなく、量的研究に質的研究を補完的に用いるミックスメソッド、研究デザインとサンプリングの方法などについて詳述しています。本研究では、土屋により解説されたボヤッィスによるTAに沿って分析を進めました。

関心の探索的明確化
　　　──事例の選定・リサーチクェスチョンの明確化

1 「問い」（リサーチクェスチョン）を立てる

　教育とは、学修者の行動に価値ある変化をもたらすプロセスです。教育を通じて学修者には行動変容が生じ、より望ましい状態へと変化します。教育効果を、教育による学修者の成長の証として捉えると、学修の成果をどう測定するかが重要となります。

　学修成果の評価にあたっては、学生へ満足度や学修環境がどうであったか等を問うようなアンケート調査、学修行動調査、学修到達度調査など、定量的な調査が散見されます。しかしながら、教育を通じて学修者が何を感じ、何を思い考えたか、また、その経験をどう意味づけ、それを次にどう活かそうと考えたかといった視点で学修の成果を捉えることも教育効果を明らかにするうえで大切であると考えます。

2 事例を選択する

　本研究では、後者の視点から学修成果を捉えることを目指しました。事例としては、昭和大学におけるチーム医療学修カリキュラムの最終段階に位置づけられる学部連携病棟実習としました。

関心相関的データ構築──データの収集法

1 研究の背景

　昭和大学は、医学部、歯学部、薬学部・保健医療学部（看護学科、理学療法学科、作業療法学科）からなる医系総合大学（1学年約600人）で、教育理念として「学部の枠を越えてともに学び、互いに理解し合え、協力できる人材を育

成する」を掲げ、チーム医療に積極的に貢献できる人材養成を全学部に共通する教育の目的としています。これらを具現化するために、2006年度から全学的にカリキュラムの改善・整備を進め、全学部、全学年にわたり、病院での「多職種連携による実践（IPW：interprofessional work）」に必要な多様な能力の修得を目指した、多職種連携教育（IPE：interprofessional education）に基づくチーム医療学修カリキュラム（図1）が構築されました。医・歯・薬学部は6年間、保健医療学部は4年間にわたって体系的、段階的に学修の場と内容を広げ、確実にチーム医療に必要な能力を修得できるような工夫がなされています。

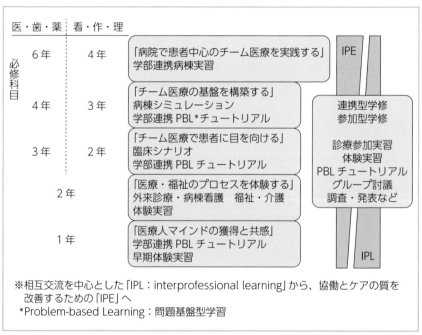

図1　**昭和大学におけるチーム医療学修カリキュラム**

学部連携病棟実習の概要は、表1のとおりです。

表1　学部連携病棟実習の概要

一般目標	多くの医療職種が連携・協調し、情報共有と討議により患者の求める医療を提案、実施することが望ましい医療であることを理解するために、病棟で複数の学部学生が連携して患者を担当し、チーム医療の実践に必要な知識、技能、態度を修得する。
対象	医・歯・薬学部5年生、保健医療学部 (看護4年生、理学3年生、作業4年生) 約600名
方略概要	▶約600名の学生を学部混成チーム (4〜6名) に分け、A大学附属8病院の48病棟をつかって3期 (7月、10月、11月) に分けて行う実習である。 ▶学修内容 ・学生チームで一人の患者を1週間担当し、連携・協力しながら綿密な情報共有と討議を行い、患者の課題を探求し、課題解決に必要な最善の医療を検討・実施する。 ・他職種の役割を理解するために、担当患者 (他の患者の場合もある) に対する他学部生や医療スタッフの診療、面談、検査、治療、ケア、リハビリテーションなどを積極的に見学する。 ・指定されたカンファレンスルームに適宜集合し、スケジュールの確認や担当患者の情報を共有するためのミーティングを行う。 ・実習やミーティングを通してメンバー全員で患者の問題点を検討し、解決に向けた治療・ケアプランを考え、提案する (一部、実施する)。 ▶指導 ・実習の直接的な指導は、当該病棟の医師、看護師、薬剤師などが担当し、支援する。 ・学内教員 (医・歯・薬・保健医療学部の教員) をファシリテーターとして1グループに1名配置し、学生の実習が円滑に進むよう支援する。ファシリテーターは評価まで行う。 ▶電子ポートフォリオの活用

2　データの収集

　本研究では、学部連携病棟実習の学修成果が収められたポートフォリオの記述内容を分析対象とし、学部連携病棟実習を終えた学生が身につけた能力を浮き彫りにしていきます。

　昭和大学では、卒業まで一貫したIPEを学年、学部を超えて徹底するために、そして支援にあたる教育職員が学部を越えて連携し合えるように、web上で学生−教育職員間のコミュニケーションを支援するコミュニティサイト構築用ソフトXoops (Extensible Object Oriented Portal System) を利用した電子ポートフォリオシステム・PBL支援サイトを構築しています。将来、良き医療人になるために、学生が自分のありのままの姿をポートフォリオに書くよう、ファ

シリテーターは効果的なフィードバックを行い、学生の振り返りを促す必要があります。また、学生の自己評価とファシリテーターの評価とを突き合わせ、共同作業でポートフォリオを作っていくことが重要であり、ファシリテーターには卒業までの一貫した支援を学生に約束するといった意識が求められます（電子ポートフォリオは、その具現化のためのツールとして活用されています）。

　本研究の分析対象は、学部連携病棟実習後に学生より提出されたポートフォリオのすべてです。ポートフォリオには、実習前に記述する「目標書き出しシート」、実習終了後に記述する「振り返りシート」、「成長報告書」の他、「日々の実習記録」、「学修成果の発表資料」等、学部連携病棟実習の学修成果物が収められています。

第3段階
関心相関的テクスト構築――データの加工法

　ポートフォリオに蓄積された提出物を精読し、学修成果として何ができるようになったのか、どのような態度が形成されたのかが読み取れる記述を抽出しました。抽出した記述は、連続して並べ、通し番号を付しました（この段階では、ただ記述を並べていくという作業になります）。

第4段階
関心相関的分析ワークシート作成
――データの整理法

1　データ整理の作業イメージ

　第3段階において加工されたデータ（抽出した記述を連続して並べ、通し番号を付けたもの）からキーセンテンスを探し、それらに名前を付けました。そして、ある程度の分析が進んだ段階で、共通／類似するものをまとめ、小見出しを付けました。

　なお、分析は専門が異なる8名（医学、歯学、薬学、看護学、作業療法学、

理学療法学、教育学、情報科学）の研究者が行い、恣意的になる危険性を回避しました。また、理論的飽和が確認できるまで分析を続けた結果、本研究では16の概念が生成されました。

2 概念化ワークシートによる、文字テクストのコード化

　冒頭でも述べたとおり、本事例はインタビュー等により、明らかにしたいことに関する内容を豊富に含んだ適切なデータを分析した結果ではありません。そのため、一人の学生の記述内容に、16すべての概念が含まれるということはありませんでした（表2）。

表2　概念化ワークシート

対象	キーセンテンス （文字テクストから抜粋）	名前 （キーワード）	小見出し （概念）
学生1	・他学部の考え方と自分の考えを融合することで患者にとって効果的な治療・ケアプランが立案できる。	患者に最善の治療・ケアを提供するには多職種連携が重要である	多職種連携の重要性を理解する
学生2	・専門分野を活かしつつ、足りない部分は互いにカバーし合い、患者のために考えることが重要である。		
学生3	・チームでひとりの患者を担当することで、他の専門職種の視点も理解でき、視野が広まる。	チームで患者を担当し、視野の広まりを実感する	
学生4	・患者の障害やできないことばかりだけでなく、患者ができることにも目を向け幅広い視点で理解する必要がある。		
	次の語句を書き出す	通し番号で…	背景や条件、影響、特性、レベル等を検討

3 分析ワークシートの作成

　学生の「生の記述」から、ヴァリエーションを見ていきます（表3）。

表3　分析ワークシート

概念名 (小見出し)	多職種連携の重要性を理解する
定義 (分析者の解釈)	患者にとって最善の医療やケアを提供するには多職種で連携し、協働していくことが重要であることが理解できた。
ヴァリエーション	
学生1	他学部の考えと、自分自身の考えを融合することによって、患者にとって効果的な治療・ケアプランが立案できることが、今回の実習を通して学べた。
学生2	自分の専門分野を活かしつつ、足りない部分は他学部と互いにカバーし合い、チームとして何ができるかを考えていくことが重要であることを実践的に学べた。
学生3	チームでひとりの患者を担当することで、他の専門職種の視点も理解でき、視野が広まった。
学生4	患者の障害やできないことばかりだけでなく、患者ができることにも目を向け、他学部が患者の問題解決のためにどのような点に着目しているのかも理解でき、幅広い視点から理解する必要があることがわかった。
理論的メモ (意図・気づき・考察などの関連情報)	学部連携病棟実習において、実際の患者をチームで受け持ち担当するという体験を通し、これまでの紙上患者を用いたシミュレーションによる学びから実践的な学びへと深化していた。

第5段階 関心相関的理論構築
──仮説・理論の生成・モデル化

　生成された16の概念を、さらに類似の意味を持つ概念と統合し、6つの大見出し(要素)にまとめました(表4)。これをふまえると、学部連携病棟実習における学修成果のストーリーラインは、次の①～④になると考えます。

① 「患者中心のチーム医療の実践」を円滑にするためには、「多職種連携のための円滑なコミュニケーションの実践」が必要不可欠であり、学生においては、多職種連携を円滑にするためのコミュニケーションスキルの修得が求められること。

② 「患者中心のチーム医療の実践」のためには、「チームとチームワーク」を最大限に発揮できるパフォーマンスの重要性が、本実習の体験を通して改めて再確認される機会となっていたこと。

③　他学部の活動への参加、見学および「患者中心のチーム医療の実践」により、「多職種の役割／責任の理解」をより深める経験となっていたこと。

④　③の経験が、「自己の専門職の役割／責任の明確化」を促進させる機会にもなっており、なかでも、自他の専門職種の役割と限界を把握し、それぞれの専門性を活かすためには、他の専門職種に素直に役割を委ねることが患者の最善の医療につながるとの理解ができたこと。

また、これらの学びは「チームとチームワーク」の促進にもつながっていました。特に④については、紙上患者を用いたPBLチュートリアルでは気づけなかった内容であり、実際の患者を受け持ち、チーム医療を実践する中での学びであると考えます。

表4　学部連携病棟実習における学修成果①

要素	概念
患者中心の チーム医療の実践	チームで患者を共有する
	患者の全体像をチームで把握する（問題の抽出、優先順位の決定まで）
	患者にとって最善の治療・ケアプランをチームで立案する
	治療・ケアプランに沿った実施内容を評価する
多職種連携のための 価値観／倫理の涵養	患者を尊重する姿勢がもてる
	チームメンバーを尊重する姿勢がもてる
	多職種連携の重要性を再認識する
多職種連携のための円滑な コミュニケーションの実践	討議に積極的に参加する
	傾聴する
	言外の気持ちや思いをくみ取る
	わかりやすく説明する
チームとチームワーク	協働関係を築く
	チームで合意を形成する
多職種の役割／責任の理解	多職種の役割／責任を理解する
自己の役割／責任の明確化	チーム医療における自己の役割を果たす
	チーム医療における自己の専門的役割を果たす

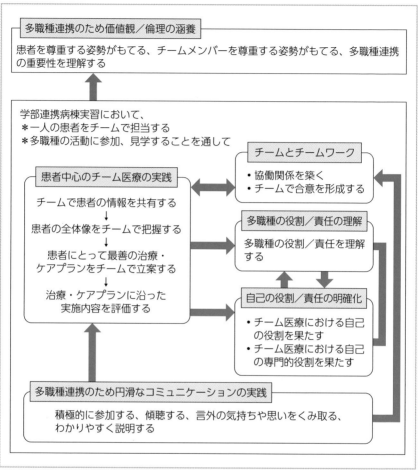

図2　学部連携病棟実習における学修成果②

成果のとりまとめ──研究をどう活かすか

　昭和大学におけるチーム医療学修カリキュラムは累進型であり、段階的に積み重ねる学修の過程を重視しています。学修方法としては学部連携PBLチュートリアルと実習からなり、相互交流を中心とした「IPL」から、協働とケアの質

を改善するための「IPE」へと学修が積み重ねられ、最終段階である学部連携病棟実習につながるよう位置付けられています。

　本研究で抽出された「学部連携病棟実習の学修成果」は、積み重ね学修に関連付けられて修得された能力であると推察できますが、本研究においてその検討は行えていません。つまり、今回の研究では、あくまでも学部連携病棟実習を終えた学生が身につけた能力を明らかにしたに過ぎないということになります。そこで今後は、学部連携病棟実習が積み重ね学修による成果であることを明らかにする必要性が示唆されました。

参考文献
1）榎田めぐみ，鈴木久義，片岡竜太　他：「多職種連携実践に向けて医系学生が身につけた能力とは？―卒前の多職種連携教育の意義―」，医学教育，49（1），35-45（2018）.
2）榎田めぐみ，片岡竜太，鈴木久義　他：「臨床シナリオを用いた学部連携PBLチュートリアルの多職種連携教育における有用性の検討」，保健医療福祉連携，8（1），10-19（2015）.
3）土屋雅子：「テーマティック・アナリシス法　インタビューデータ分析のためのコーディングの基礎」，ナカニシヤ出版（2016）.

4 インタビューに基づいた研究事例①

昭和大学薬学部社会健康薬学講座社会薬学部門
岸本桂子

　本事例は、論文「ADHD*¹ を有する子供の親が抱える薬物治療への不安に関する質的研究」¹⁾ を、本書の趣旨に合わせてM-GTAの手法に統一して掲載するものです。同論文では、書籍「QUALITATIVE RESEARCH PRACTICE：A GUIDE FOR SOCIAL SCIENCE STUDENTS & RESEARCHERS」²⁾ に記載されている手順に従い、質的分析を行いました。よって、第4段階以降は、M-GTAの考え方に基づいて新たに分析し直し、改変して記載しています。

第1段階　関心の探索的明確化
——事例の選定・リサーチクェスチョンの明確化

1 事例を選択する

　発達障害を抱える者は薬物治療を行っていることが多く、薬によって症状を抑えなければ日常生活に支障をきたすことが知られています。薬物治療は、小児や学童期の頃から継続されることが多く³⁾、発達障害を有する子供に対する薬物治療に関する先行研究では、「薬をいつまで続けなくてはならないのか」、「薬をやめたらどうなるのか」といった不安を持っている親が多いことが報告されています⁴⁾。薬剤師は服薬指導において、小児へ薬物を投与することによるリスクと、親の抱える不安を考慮する必要があります。また、こうした親の抱える不安は、親が子供の障害を認識した後、時期により障害に対する思いが変化するため、医療者は状況によって適切な対応をしなければなりません。しかし、薬剤師は、親の状況に合わせて服薬指導を行う必要がある一方で、薬物

---

*¹ Attention-deficit hyperactivity disorder：注意欠陥・多動性障害

治療に対する親の心理変化を探った研究はありませんでした。

　発達障害の中でもADHDは治療薬の適応がありますが、メチルフェニデート塩酸塩とアトモキセチン塩酸塩は、副作用として体重増加の抑制、成長遅延が報告されています。本研究では、ADHDを有する子供を抱える親を調査対象とすることにしました。

2　「問い」（リサーチクエスチョン）を立てる

　薬剤師は、薬に対する親の心の動きに沿った服薬指導を行う必要があります。そこで本研究では、ADHDを有する子供の親にインタビューを行い、子供が薬物治療を行うことに対して、親の思いがどのように変化するのかを探るリサーチクエスチョンにしました。

第2段階　関心相関的データ構築——データの収集法

　ADHDを有する子供の「親の会」をはじめ、療育センターの医師や薬剤師の紹介を通じて協力者を募集し、スノーボールサンプリングにて協力を仰ぎました。実施前に協力者には、あらかじめ本研究の趣旨を電話やメールで説明するとともに、インタビュー当日は研究者2名が説明文書と口頭により調査の詳しい説明を行って、調査への同意を文書で得ました。その際、調査への協力を受諾しない場合、あるいは中断する場合であっても、不利益を被ることはない旨も伝えました。

　インタビューへの協力者は7名で、すべて母親でした。また、あらかじめインタビューガイドを作成し、次のような事項を基礎に、対象者に合わせて質問を掘り下げていきました。

- 薬物治療を開始したのはいつですか？　また、それはお子様が診断を受けてからどれくらい経ったときですか？
- 薬物治療を始めようと思ったきっかけは何ですか？
- 薬を使うことに不安や抵抗感のようなものはありましたか？　あればどの

ようなものでしたか？

- 薬を使い始めてから不安になったことなどはありましたか？　あればどのようなものでしたか？
- 現在は薬物治療に関してどのように感じていますか？　不安などはありますか？

なお、約1時間のインタビューは、ボイスレコーダーで録音しました。

第3段階 関心相関的テクスト構築──データの加工法

　インタビュー時に録音した音声を文字データ化する際には、協力者から発せられた固有名詞は、「○○」といったように記号に置き換えました。また、協力者の発した言葉のニュアンスを記録するため、沈黙の場合は「…」、語尾が長い場合は「〜」、話の流れから言葉を端折っている場合や動作などは、括弧内に言葉を補足する形で記載しました。

※記載例

　「私も薬はやめられるならやらない方がいいとは思うんです。副作用とかもあるわけなので〜。けど、冷静に考えたとき薬によるメリットっていうのはやっぱり大きくて…。だからそういうこと（周囲から薬をやめるように言われること）があっても、それでやめようってことにはならないですね」

第4段階 関心相関的分析ワークシート作成 ──データの整理法

1 データ整理の作業イメージ

　親の薬に対する思いの変化に着目し、インタビューテキストデータを読み込みました。「親の薬に対する思い」に関するキーセンテンスを中心にコーディングを進め、次にその背景にある要因や、影響を与えている要因についてコーディングを行いました。

2 概念化ワークシートによる、文字テクストのコード化

　本研究では、薬物治療の開始前、開始時、開始後の親の思いや気持ちだけではなく、医療に関する環境や生活環境等、広範囲にわたってインタビューを行いました。そのため、大変多くの概念が見出され、抽象度の低い概念（小見出し）では数が多くなってしまい、全体像を把握することが難しくなると考えられたので、抽象度の高いシンプルな小見出しとし、全体の整理をすることにしました。例えば、表1に示した「小見出し（概念）」の「葛藤」は、「名前（キーワード）」ごとに3つの概念（3-25の「効果への期待と不安」、1-19および7-74の「不安よりも必要性が勝る現状」、4-38および6-130の「使用しない方が良いという思いと服薬のメリットで揺れ動く気持ち」）として整理していくことも可能であったといえます（本研究では抽象度をどのレベルにするか、最後まで悩みました）。

表1　概念化ワークシート

	キーセンテンス （文字テクストから抜粋）	名前 （キーワード）	小見出し （概念）
3-25	効いてほしいけど、効きすぎるのも怖い	効果への期待と不安	
1-19	そのへんの不安とかもあったんですけど、とにかく学校（生活）が困っていたので	不安よりも必要性が勝る現状	
4-38	薬はやめられるならやらない方がいいとは思う／冷静に考えたとき薬によるメリットっていうのはやっぱり大きくて	使用しない方が良いという思いと服薬のメリットで揺れ動く気持ち	
6-130	いつまで飲んでいる必要があるのかな／卒業したらやめたい／けど、本人飲まないと集中できない／勉強の方もちょっと周りより遅れてしまっていて	使用しない方が良いという思いと服薬のメリットで揺れ動く気持ち	葛藤
7-74	薬の不安ってもうきりがない／心配／先生は薬はなるべく使わずにいきましょうって感じなんですけど、それはそれでちょっと困っちゃうことも多い	不安よりも必要性が勝る現状	
以下省略			

3 分析ワークシートの作成

概念名（小見出し）の定義を作成し、ヴァリエーションと見比べて矛盾がないか確認します。

表2　分析ワークシート

概念名 （小見出し）	葛藤
定義 （分析者の解釈）	薬に対して否定的な思いと肯定的な思いが混在する状態。
ヴァリエーション	
3-25	効いてほしいけど、効きすぎるのも怖いっていうか…なじみがないものなので〜…なにかあったときに療養の方で診てもらえない。
1-19	食欲が落ちたりするってことも聞いたので、そのへんの不安とかもあったんですけど、とにかく学校（生活）が困っていたのでコンサータを始めてみましたね。
4-38	薬はやめられるならやらない方がいいとは思うんです。副作用とかもあるわけなので…。けど、冷静に考えたとき薬によるメリットっていうのはやっぱり大きくて…。
6-130	いつまで飲んでいる必要があるのかなってところですよね…。できれば小学校これで卒業したらやめたいんですけどね〜。けど、本人飲まないと集中できないみたいで、その、勉強の方もちょっと周りより遅れてしまっていて…。
7-74	薬の不安ってもうきりがないと思うんですけどね。もう気にし出したらなんでも心配になっちゃう。先生は薬はなるべく使わずにいきましょうって感じなんですけど、それはそれでちょっと困っちゃうことも多いしですよね。
以下省略	
論理的メモ （意図・気づき・考察など関連情報）	薬の子供への影響を不安に思うと同時に、子供の生活状況から服薬の必要性を強く感じている状況など。服薬開始前は服薬に対する不安が強いが、服薬開始時には不安な気持ちと必要性の天秤がゆらゆらと動いている。また、葛藤は薬物治療の開始後にも継続してみられた。

関心相関的理論構築
―― 仮説・理論の生成・モデル化

　研究の主題である親の「薬への思い」を中心に捉え、「薬への思い」に影響を与える要因を整理していきました。また、本研究では抽象度の高い概念（小見出し）としたことから、全体構造は中見出しの命名まで留めることとしました。

　親は薬剤師に対し、「医師からの説明の補足」、「事務的な問いかけ」であれば不要と思っている一方で、子供の生活の様子に配慮し、子供や親への思いやりのある問いかけを求めていました。また、薬物治療の開始前、開始時、開始後の段階で、親の「薬への思い」に関連する要因は異なっていました。親は、薬物治療を開始することおよび継続することへの「葛藤」や、子供に対する「罪

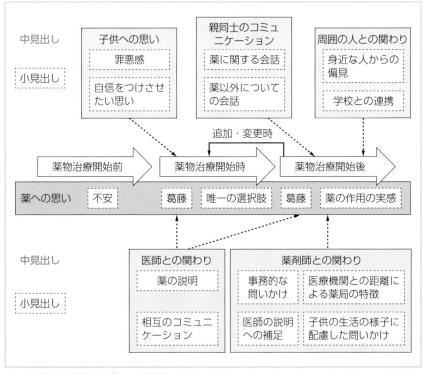

図　概念の暫定化モデルと理論化

悪感」を抱えており、さらに、子の祖父母といった「身近な人からの偏見」により、周囲から理解が得られず、孤立した状況にあることがわかりました。薬剤師はこうした親の状況・心理を考慮して、子供や親に接する必要があると考えます。

第6段階
成果のとりまとめ──研究をどう活かすか

薬学教育は、臨床に係る実践的な能力を培うことを目的として、2006年から薬学部6年制がスタートしています。6年制教育ではOSCE*2の導入や臨床実務実習等、これまでの4年制教育の内容の見直しと充実化が行われ、医療人教育への転換が図られています。しかし、各疾患に特有の心理や、患者が抱える問題などに焦点を当てた教育は未確立であり、薬物治療に関する対人援助職としての教育が十分なされているとは言い難い現状にあります。しかし、世間の医薬分業に対するバッシングが強まり、薬局のあり方の見直しが行われ、薬剤師は対物業務から対人業務への転換が求められています。

本研究から、ADHDを有する子供の親が抱える薬物治療に対する心理と、それに影響する要因が明らかとなりました。もちろん、この研究一つによってADHDを有する子供の親に必要な服薬指導・支援のすべてを見出すことはできません。

しかし、薬学領域において患者の思いや行動を対象とした研究は多くありません。今後も研究を積み重ね、教育に落とし込み、薬剤師によるナラティブに基づいた服薬指導・支援の実践の促進につなげていきたいと考えています。

参考文献
1) 片瀬創平，岸本桂子，海老原毅，米山　明，長瀬美香，福島紀子：「ADHDを有する子供の親が抱える薬物治療への不安に関する質的研究」，日本ファーマシューティカルコミュニケーション学会会誌，13(1)，19-31 (2015).
2) Ritche J., Spencer L., O'Conner W. : QUALITATIVE RESEARCH PRACTICE : A GUIDE FOR SOCIAL SCIENCE STUDENTS & RESEARCHERS. 296-340 (2003).
3) V.A. Harpin : Medication options when treating children and adolescents with ADHD : interpreting the NICE guidance 2006. Arch Dis Child Educ Pract Ed, 93, 58-65 (2008).
4) 辻村千代子，高田　哲，中林稔堯，鎌江伊三夫：「ADHD児の薬物療法の現状と効果」，神戸大学都市安全研究センター研究報告，8, 269-274 (2004).

*2 Objective Structured Clinical Examination：客観的臨床能力試験

5 インタビューに基づいた研究事例[1]②

岐阜大学医学教育開発研究センター
今福輪太郎

第1段階 関心の探索的明確化 ——事例の選定・リサーチクェスチョンの明確化

1 事例を選択する

筆者は、国立大学医学部の医学教育センターで卒前教育を主に担当している教員です。10年前より本学では、研究の早期体験やリサーチマインドの涵養を促すため、医学科3年次に10週間の研究室配属実習を必修科目として導入しました。この実習期間中は、他の授業は実施せず、学生は希望する研究室で研究活動に専念できる機会となっています。

筆者の医学教育学の研究室にも、毎年5～7名の学生が配属されます。筆者の研究室では、「教育」という身近な題材から、学生自身が興味のある研究課題を見つけ、その課題を主体的に探究するように促しています。また、教員はあくまで助言者として、「見守る」立場で学生と接するようにしています。

教員として実習期間中は、学生のモチベーション維持が課題のようにも感じていますが、これまで学生は「医学生の地域医療に対する考え方」、「医学生の医師としての自覚形成過程」、「留年生の留年期間中の過ごし方」など、学生独自の視点から教育研究を実施しています。また、実習終了後に自主的にその成果を学会発表する学生も出てきています。

筆者は学生の医学教育研究を指導する立場として、以前より研究室配属実習の教育的意義が気になっていました。先行研究を調べてみると、「研究を取り入れた教育」に対する学生の満足度調査や、研究志向を測定する質問紙調査はいくつか実施されているようでした。しかし、もう少し踏み込んで学生の視点

から研究室配属実習での経験や認識を明らかにしたいと思い、本研究を計画することにしました。

2 「問い」（リサーチクェスチョン）を立てる

　研究室配属実習での活動が、学生にとって意義のあるものなのか、研究活動を通して何を感じ、どのような意識変化が起こったのか、臨床医を目指す学生が多い中、彼らは「研究」に対してどのような意味づけをしているのか等、実際に学生指導をする立場として、多くの疑問が浮かび上がってきます。本研究を計画するにあたり、当事者である学生の10週間にわたる研究活動経験と、研究に対する認識変化に着目し、次の3つの「問い」を立てました。「何をしたか」という事実に加え、その事実を通して何を感じ、どう変わったのかという内面世界の経時的変化が、この研究の視点といえます。

※3つの「問い」

①　学生は、研究室配属実習での研究経験をどのように捉えたか。

②　その研究経験を通して、学生の「研究」に対するイメージはどのように変化したか。

③　その「研究」に対する認識が、学習意識にどのように影響したか。

第2段階
関心相関的データ構築──データの収集法

　研究参加者は、医学教育学の研究室に配属となった3年次の医学生を対象とし、2015〜2017年の3年間で計18名から協力を得ました。特に、研究に対する認識の変化の検証が研究目的の一つであるため、各学生には実習開始後1〜2週目（実習前半）と10週目（実習後半）に、30〜40分程度の個別インタビューを2回実施することにしました。インタビューガイドの作成には、Presage-Process-Product Model[2]を理論的枠組みとして採用しました。というのも、Biggsは、学習者の過去の経験や学習環境が、その教育に対する認識や学習アプローチに寄与し、最終的には学習アウトカムに影響を与えるという学習モデ

ルを提示しており、この研究課題での現象を理解するうえで、理論的枠組みとして最適であると考えたためです。

　また、インタビューには半構造化インタビューを採用しました。これは、あらかじめ用意しておいた質問項目を基本に、会話の流れに応じて質問の変更や追加を行って、相手の自由な反応を引き出すというもので、研究の方向性を保ちつつ、深いデータを得ることができます。1回目のインタビューでは、過去の学習経験および研究経験や、医学教育学の選択理由、学習観、研究に対する認識、研究室配属実習の教育的意義などについて聴き、2回目のインタビューでは、学習観や研究に対する認識、研究室配属実習での活動の振り返り（何を

表1　インタビュー質問項目（第1回）

個人の過去の学習（研究）経験
A) **過去の学習（研究）経験**
　　1.　これまで、自分たちで研究を計画し、実践したことはありましたか。
　　【ある場合】どんな研究をしたか。グループ研究の場合、自分はどのように貢献したのか。
　　【ない場合】これまでどんな学習をしてきたか。その経験と今回の研究体験は何か違いますか。
B) **研究と学習の概念**
　　2.　あなたは「学習」と聞くと、どんな活動をイメージしますか。
　　3.　あなたは「研究」と聞くと、どんな活動をイメージしますか。
テュートリアル選択コース・研究活動の認識
D) **医学教育分野を選択した理由・モチベーション**
　　4.　どうして医学教育分野を選択しましたか。どのような思いで医学教育研究に臨んでいますか。
E) **研究室配属での活動の意義・学部教育と研究体験の関連性**
　　5.　今回の医学教育研究は、今後の自分の学習に役立つと思いますか。どうしてそう思いますか。
研究室配属での活動・ふりかえり
F) **グループでの自分の役割**
　　6.　今回のグループで、自分はどのようなことに貢献できた（しよう）と思いますか。
F) **個人と班の活動・自分自身やグループ全体の研究活動への参加**
　　7.　グループの意見と自分の意見が違う時はありましたか。それを具体的に教えてください。その個人の意見は共有できましたか。
　　8.　授業外での活動はどのくらいの時間、どんなことをしましたか。
G) **難しかったこと、向上すべき点**
　　9.　先週に研究テーマを決定しましたが、何か難しかったことがありましたか。それをどう対処しましたか。
今後の目標
　　10.　今週のグループとしての目標と個人としての目標を教えてください。

したか、どんな気持ちか、難しかったこと、研究を通して得たことなど）について聴きました。研究に参加してくれた学生には「話し好き」や「寡黙」等、さまざまなタイプがいましたが、研究者から誘導するような質問には注意しました。

表2　インタビュー質問項目（第2回）

研究プロセスのふりかえり
1.　各ステージで自分自身が実際に行ったこと、そこで難しかったことを教えてください。
　　a) 研究テーマの決定、b) インタビュー・質問紙作成、
　　c) データ収集・研究協力者のリクルート、d) データ分析
　　e) 発表用ポスター作成・プレゼンテーション
研究と学習の概念
2.　あなたは「学習」と聞くと、どんな活動をイメージしますか。
3.　あなたは「研究」と聞くと、どんな活動をイメージしますか。
自分の発言・参加、役割
4.　10週間で自分自身の参加や貢献できたことを具体的に教えてください。
研究室配属への反応
5.　研究室配属での体験は、どうでしたか（楽しかった、ためになった、意味ない・時間の無駄など…）。ためになりましたか。どうしてですか。
学んだこと・今回の経験が及ぼす影響・研究と学習のつながり
6.　その体験が今後の自分にとって何か影響すると思いますか。
7.　研究を体験することで、どんな力が伸びた（伸びるだろう）と思いますか。
　　（答えた後）先行研究で確認されたスキルを提示して、話し合う。
達成度・満足度
8.　今回の研究室配属での研究への参加や研究成果には満足していますか。どうしてですか。もっとこうしておくべきだった点などありましたか。

第3段階

関心相関的テクスト構築──データの加工法

　このように、30〜40分のインタビューを各学生に対して2回実施し、録音データ（学生18名分なので、トータル約18〜20時間分）をすべて文字起こし（文字テクスト化）しました。また、「あのー」、「やっぱり」等の話者の口癖については、意味が損なわれない範囲で削除し、文章を整えました。なお、会話の前後の文脈で主語やキーワード等が省略された場合は、研究者が補足として括弧書きにて追記しました。

関心相関的分析ワークシート作成
──データの整理法

1 データ整理の作業イメージ

　分析ワークシートの作成のためのデータ整理にあたっては、各学生の認識変化に着目し、まずインタビューデータを読み込みました。次に、研究目的や視点に関わる文章をキーセンテンスとして抜き出し、最後に文章中のキーワードを参考にして類似する意味のまとまりを作り、概念名を付けていきました。

2 概念化ワークシートによる、文字テクストのコード化

　概念化ワークシートの作成は複数の研究者で行い、特に、解釈に迷いが生じたデータに関しては、合意を得るまで議論を重ねました。また、必要に応じて、研究参加者である学生にも研究者のデータ解釈で間違いないか、確認する作業を行いました。最後に、これ以上新たな概念が生成されないと判断した時点で、さらにもう1人に対してインタビューを行い、共同研究者間で理論的飽和に達したという合意を得ました。

　表3は、研究に参加した学生のうちの1人（以下、学生1）による、2回目のインタビューデータです。学生1の場合、「研究は身近なもの」、「楽しい」、「いい経験」というキーワードが何度も出てきています。そこで、「研究をより身近なものに感じた」とのコメントを、学生1のインタビューデータからキーセンテンスとして抜粋し、それぞれのキーセンテンスにある当該キーワードを比較検討します。これにより、小見出し（概念名）が浮かび上がってくるわけですが、本研究の場合、その視点が学生の認識変化にありますので、概念名は「研究は身近な活動であるという気づき」としました。

表3　**概念化ワークシート**

	キーセンテンス （文字テキストから抜粋）	名前 （キーワード）	小見出し （概念）
学生1	ここに来る前と来てからでは、実際に、いろいろ体験した後の方がいいイメージを持った。意外と楽しい。だから、医学教育研究をやってる今は楽しいなと、やっててよかったと。いい経験になったのかな。	• いいイメージ • 意外と楽しい • いい経験	
学生1	実際に研究する前に言っていた仰々しいっていうイメージが弱まって、今は研究っていうものを身近に感じられたっていうのはよかったというか。	• 研究を身近に感じられた	研究は身近な活動であるという気づき
学生1	医学教育っていう僕たちに直接関係してくるものを扱ってたからですかね。身近なテーマの地域枠っていう、自分たちに関係のあることでしたし、直接。今回自分たちがやった研究に関して言えば身近なものに感じたというか。	• 医学教育研究は身近なもの • 自分に直接関連する課題の探求	
	…	…	

3 分析ワークシートの作成

　分析ワークシートの作成では、対象者である学生18名が「研究は身近な活動であるという気づき」に関してどのようなことを言っていたのか、そのヴァリエーションをまとめていきます。

表4 分析ワークシート

概念名 （小見出し）	研究は身近な活動であるという気づき
定義 （分析者の解釈）	これまで研究は特別な活動と認識していたが、「教育」という身近な課題を探求することで研究をより身近な活動として捉えられるようになった。
ヴァリエーション	
学生1	ここに来る前と来てからでは、実際に、いろいろ体験したあとのほうがいいイメージを持った。意外と楽しい。だから、医学教育研究をやってる。今は楽しいなと、やっててよかったと。いい経験になったのかな。 実際に研究する前に言っていた仰々しいっていうイメージが弱まって、今は研究っていうものを身近に感じられたっていうのはよかったというか。 医学教育っていう僕たちに直接関係してくるものを扱ってたからですかね。身近なテーマの地域枠っていう、自分たちに関係のあることでしたし、直接。今回自分たちがやった研究に関して言えば身近なものに感じたというか。
学生2	最初にインタビューをして、だんだんその過程が面白くなったっていうか。はじめに現実をみて、そこから、分析や解釈をしていく作業に興味をもったので。最初に現実での問題と向き合って、その問題をどうしていくかって、日常でも起こる身近なことだなって思ったし、おもしろかったです。
学生3	研究って私達が普段している学習と同じ感じかなって。自分の関心があることを追求していくことだから、研究はほぼ一緒か、学習の延長線上にあるものだと思います。
学生4	（4人目以降は省略）
理論的メモ （意図・気づき・考察など関連情報）	学生の身近な問題を研究課題として設定して、教育研究に主体的に取り組むことで、研究に対する認識が変化していった。特に、「関心のあることを探求すること」、「日常生活での問題を解決すること」が、研究プロセスと共通していることに気づき、研究をより身近に感じることができている。

第5段階 関心相関的理論構築 ──仮説・理論の生成・モデル化

　次に、共通／類似した概念をいくつかまとめ、中見出しを付けていきます。図1に示したように、実習の前半（第2週）では「研究成果」（新たな試み、発見、真実の解明）、「科学的研究手法」（実験の繰り返し、仮説検証）、「ネガティブ

イメージ」（研究者だけの活動、孤独な作業）など、科学的研究の手法や成果の観点から、ネガティブに研究を捉えていましたが、実習の後半（第10週）では「研究者の姿勢」（探求し続けること、自律性）、「研究プロセス」（知識構築プロセス、協働プロセス、問題解決プロセス）、「ポジティブイメージ」（身近な活動、楽しい、学習活動そのもの）など、研究プロセスの観点から、ポジティブに研究を捉えるようになっています。ただし、この認識変化のためには、学生にとって身近で関心のある研究テーマを設定し、主体的な活動を促すことが重要です。

　なお、本研究では、研究室配属実習を通して13名の学生が、研究に対する認識に変化があったことが確認できました。この13名の学生は、「疑問を探求するために批判的に文献検索し、その結果を教室内外で同僚と議論する過程」を研究と学習活動の共通点として見出しており、これは彼らの学習アプローチが深化したことを示しているといえます。この研究結果から、卒前医学教育での研究体験が研究の理解だけでなく、汎用的能力としての深い学習アプローチを促す可能性を持っていると考えられます。

　その一方で、研究に対する認識に変化のなかった5名の学生は、研究に対して、科学的研究の成果に限定した認識を実習期間終了まで持ち続けていました。これは研究に対する認識と、研究室配属実習での自身の経験との関連付けがうまくなされなかったためだと考えられます（図2）。また、こうした学生は、単位を取得するために必要最低限のことをこなす方略的学習アプローチをとっており、研究室配属実習期間中に内的動機付けを促す工夫がさらに必要であることも示唆されました。

　こうして構築された「理論」は、先行研究や関連する参考文献などをふまえつつ、ブラッシュアップを重ねていくことによって学会発表が可能となります。また、学術論文の執筆へと発展させていくことも視野に入ってくるといえます。

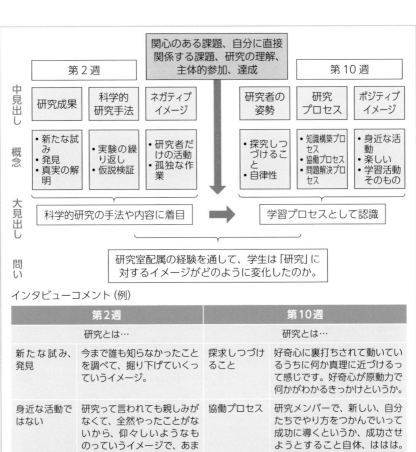

インタビューコメント (例)

	第2週	第10週	
	研究とは…	研究とは…	
新たな試み、発見	今まで誰も知らなかったことを調べて、掘り下げていくっていうイメージ。	探求しつづけること	好奇心に裏打ちされて動いているうちに何か真理に近づけるって感じです。好奇心が原動力で何かがわかるきっかけというか。
身近な活動ではない	研究って言われても親しみがなくて、全然やったことがないから、仰々しいようなものっていうイメージで、あまり身近なものではないです。	協働プロセス	研究メンバーで、新しい、自分たちでやり方をつかんでいって成功に導くというか、成功させようとすること自体、ははは。問題解決を目指して一人一人が貢献して円滑に進むようにすること自体。
実験の繰り返し	一日中こもって顕微鏡やらスポイトやらで、検査にかけて、なんか小っちゃいもの見て。こもってるってイメージなんで、いやですね。	知識構築プロセス	膨大なデータは実は一本の線でつながって説明できるような気がしたので、その事象をデータから理解していくことかな。
仮説検証	誰も知らないことを、まだわからない状況で、こんなふうになるだろうって仮説を立ててそれを実証していくこと。	研究は身近なもの 学習活動そのもの	研究って私達が普段している学習と同じ感じかなって。自分の関心があることを追求していくことだから、研究はほぼ一緒か、学習の延長線上にあるものだと思います。

図1　研究に対する認識①

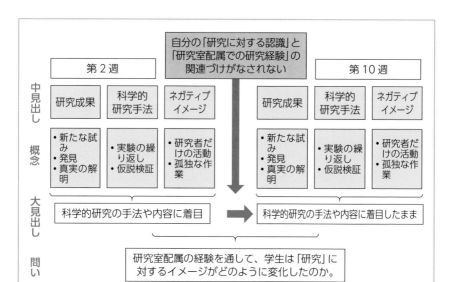

インタビューコメント (例)

第2週		第10週	
	研究とは…		研究とは…
新たな試み、発見	今まで誰も知らなかったことを調べて、掘り下げていくっていうイメージ。	真実の解明	研究イコール真実の解明ですよね。解明してなんぼというか。
身近な活動ではない	研究って言われても親しみがなくて、全然やったことがないから、仰々しいようなものっていうイメージで、あまり身近なものではないです。	研究者だけの活動	研究は研究者や、それを目指す人たちの活動ですよね。だから、私は医師として臨床に出たいから、今後はあまり関係しないかなあ。
実験の繰り返し	一日中こもって顕微鏡やらスポイトやらで、検査にかけて、なんか小っちゃいもの見て。こもってるってイメージなんで、いやですね。	実験の繰り返し	今回やったのは研究って感じじゃなくて調査みたいな。だから研究はやっぱり一人で実験をひたすらするっていうイメージですね。
仮説検証	誰も知らないことを、まだわからない状況で、こんなふうになるだろうって仮説を立ててそれを実証していくこと。	仮説検証	研究のイメージは変わらないです。こうだろうなと予測したものを証明する活動というか。

図2　研究に対する認識②

成果のとりまとめ──研究をどう活かすか

　本研究では、学生が実際に研究計画を自分自身で立案し、実施することを通して、学習への主体性や探求心、コミュニケーション能力、批判的吟味などを涵養できたことを学生自身が認識していました。その一方で、研究に対するモチベーションが維持できず、単位を取得するために必要最低限のことをこなすような方略的学習アプローチをとった学生もいました。その要因の一つには、研究室配属実習期間の半ば頃から研究活動がマンネリ化し、彼らにとって「楽しさ」が見出しづらい環境になってしまったのかもしれません。

　そこで筆者は、この結果を受け、研究室配属教育の改善のため、本校と同時期に医学教育研究の研究室配属実習を行っている他大学に働きかけて合同のweb研究発表会を企画・開催（開催時期は実習の半ばに当たる5週目）しました[3]。同じ領域を研究する他大学の学生に対し、自分たちの研究を発表することは一つの大きな目標となるだけでなく、他大学の学生の研究内容を知ること自体が刺激になり、研究活動に対するモチベーションの維持・向上の場にもなったといえます。また、学生たちはweb発表会をきっかけに以降も交流をもち、実習後に開催された学会に自主的に参加するとともに、実際に会って意見交換を行っています。

　本研究における対象者は、医学教育研究を行う医学生に限られていました。そこで、医学科全体における研究室配属実習の意義や位置付けを把握するために、本研究の知見を基盤にして、本学の11研究室の教員（11名）と学生（18名）を対象にしたインタビュー調査を計画・実施しました[4]。これにより、教員と学生で研究室配属実習での学びや意義に対する認識の類似点や相違点が明らかとなり、現在、その結果をもとに学内での教育改善に取り組んでいます。

　質的研究では、研究知見が十分でない新たな事象を探索することが可能になります。本事例では、医学教育研究を行う医学生を対象にした研究結果をもとに、教育改善に向けた新たな教育実践の試みや、さらなる研究への発展につなげられたといえます。

参考文献

1) Imafuku, R., Saiki, T., Kawakami, C., & Suzuki, Y. : How do students' perceptions of research and approaches to learning change in undergraduate research? International Journal of Medical Education, 6, 47-55 (2015).

2) Biggs J. : From theory to practice : a cognitive systems approach. Higher Education Research and Development, 12, 73-85 (1993).

3) Imafuku, R., Nishiya, K., Saiki, T., & Okada, H. : Online and face-to-face : developing an inter-university undergraduate research. Medical Science Educator, 28 (1), 5-6 (2018).

4) Imafuku, R., Yasuda, S., Hashimoto, K., Matsunaga, D., Ohashi, Y., Yamamoto, K., Tsunekawa, K., & Saiki, T. : Exploring medical students' and faculty's perspectives on benefits of undergraduate research experience. Medical Science Educator, 28 (3), 553-560 (2018).

終章

　急速な社会の変化に対応する学修のあり方として、「アクティブラーニング」が広く取り入れられるようになり、新規の教育カリキュラムを導入する機会が増えました。そのプログラムを学んだ学習者にどのような学びがあったのか、何ができるようになったかを、教育担当者はしっかりと把握する必要があります。

　医療人の質の向上を図るために、学生や医療人および医療を受ける患者・家族の声をしっかりと汲んで、「問題状況」を把握し、教育や医療の改善に活かす「実践のための省察（reflection for action）」を行うことが重要であると考えます。本書では、「物語りと対話に基づく医療（NBM）」と「実践のための省察」のために有効な方法として、質的研究を提唱しました。また質的研究のプロセスを実体験することは、医療者自身が成長できる機会ともなると考えます。以上から、質的研究を行う際にどのような手順で行うのかを、初学者でも取り組みやすくするために、教育実践者の立場から本書を企画しました。

　本企画が始まった後で、COVID‑19感染が世界的に拡大し、人々の生活行動に大きな変化が生じました。その影響の大きさを人類が体感する事態となり、教育現場も医療現場の様相も一変しました。緊急事態宣言が発出され、学生は登校禁止になり、オンライン授業が広く行われるようになりました。臨床実習や地域医療実習も一定期間中止を余儀なくされ、その代わりに仮想患者などを用いたシミュレーション実習などがオンラインで実施されました。臨床推論などについては学修目標を達成できているようです。しかし他方で、地域に生きて暮らすという患者の生活背景や疾患への思い、家族や友人からのサポートを知るとともに、医療者との関わりを通じて地域における各医療機関などのミッションと立場を理解することは意外に難しいのではないか、と想像します。

　オンラインという形式での臨床実習が、学生にとってどのような体験となり、何をどのように感じたのかを探り、今後の改善策や新しい教育のあり方のヒントを得るうえでも、実習後に学生と対話の機会を持つことのみならず、その基盤となる質的研究を実施することがますます必要になると考えています。

　本書を編集するにあたり、苦労してまとめた原稿が内外の学会誌などで採択

されるためにも、科学的な説得力がある質的研究を実施するうえでの「フレーム」を作ることに、渡邊洋子先生とこだわりました。

　そこで、第1章と第2章では、西條剛央先生が提唱されている構造構成的質的研究法の「関心相関性」に基づき、体系化された一連の手続きを第1段階から第5段階とプロセスに沿ってワークシートを活用してまとめる方法を、渡邊先生にわかりやすく説明していただきました。

　第3章ではそのプロセスに沿って、医療と教育の第一線で活躍されている岸本桂子先生、榎田めぐみ先生、今福輪太郎先生に、観察記録、自由記載アンケート、ポートフォリオ、インタビューデータに基づいた研究事例を紹介していただき、読者の皆様に実際にどのように活用するのかイメージを持っていただこうと考えました。

　本書が、医療や教育に携わる皆様の「はじめの一歩」になれば幸いです。

2021年7月

片岡　竜太

片岡　竜太（かたおか　りゅうた）
昭和大学歯学部スペシャルニーズ口腔医学講座　歯学教育学部門　教授
1989 年昭和大学大学院歯学研究科顎顔面外科学専攻課程修了、同第 1 口腔外科助手、米国ノースカロライナ大学リサーチアソシエイトなどを経て、2011 年から現職。日本口腔科学会理事、日本保健医療福祉連携教育学会理事、日本医学教育学会代議員などを務める。主な著書に「e ポートフォリオ―医療教育での意義と利用法―」（共著　篠原出版新社　2017）「問題解決型学習ガイドブック　薬学教育に適した PBL チュートリアルの進め方」（共著　東京化学同人　2011）ほか。

渡邊　洋子（わたなべ　ようこ）
新潟大学（人文社会科学系）創生学部　教授（専門：生涯教育学）
1990 年お茶の水女子大学大学院人間文化研究科博士課程単位取得退学、同研究科文部教官助手、新潟中央短期大学幼児教育科専任講師・助教授、京都大学大学院教育学研究科生涯教育学講座准（助）教授を経て、2017 年 4 月より現職（博士（教育学））。日本医学教育学会で代議員などを務める。主な業績は、「成人教育・生涯学習ハンドブック―理論と実践」（共監訳　明石書店　2020）、「教職教養講座第 15 巻　教育実習 教職実践演習 フィールドワーク」（共編著　協同出版　2018）、「生涯学習概論―知識基盤社会で学ぶ・学びを支える」（編著　ミネルヴァ書房　2014）ほか。

医療者のための質的研究　はじめの一歩!!
―数値で表しきれないデータを読み解く―

2021 年 7 月 20 日　第 1 刷発行

編　集　片岡竜太　渡邊洋子

発　行　株式会社薬事日報社　https://www.yakuji.co.jp
　　　　［本社］東京都千代田区神田和泉町 1 番地　電話 03-3862-2141
　　　　［支社］大阪市中央区道修町 2-1-10　　　　電話 06-6203-4191

デザイン・印刷　永和印刷株式会社

ISBN 978-4-8408-1559-8